临床药物应用

王学祥　井　静　王　宁
张　敏　曹竹梅　尚　恒　著

汕头大学出版社

图书在版编目（CIP）数据

临床药物应用 / 王学祥等著. -- 汕头 ： 汕头大学
出版社, 2024. 8. -- ISBN 978-7-5658-5407-1

Ⅰ. R97

中国国家版本馆CIP数据核字第2024NV9990号

临床药物应用

LINCHUANG YAOWU YINGYONG

作　　者：王学祥　井　静　王　宁　张　敏　曹竹梅　尚　恒
责任编辑：郑舜钦
责任技编：黄东生
封面设计：钟晓图
出版发行：汕头大学出版社
　　　　　广东省汕头市大学路 243 号汕头大学校园内　　邮政编码: 515063
电　　话：0754-82904613
印　　刷：河北朗祥印刷有限公司
开　　本：710 mm×1000 mm　　1/16
印　　张：10
字　　数：200 千字
版　　次：2024 年 8 月第 1 版
印　　次：2025 年 1 月第 1 次印刷
定　　价：108.00 元

ISBN 978-7-5658-5407-1

《临床药物应用》作者及单位

王学祥（潍坊市中医院）

井　静（潍坊市中医院）

王　宁（潍坊市中医院）

张　敏（潍坊市中医院）

曹竹梅（潍坊市中医院）

尚　恒（潍坊市中医院）

前　言

  临床药物学是药物学与临床医学紧密结合的一门学科，注重药物学与临床学的紧密联系，是以药物在临床治疗中的实际作用为目标的。随着生命科学理论和技术的迅速发展，临床药物学在许多方面取得了重大突破，尤其在临床药学和临床药物治疗学方面出现了一系列的新进展。

  本书主要内容包括：临床药学概述，抗微生物药，心血管系统药，呼吸系统药，消化系统药。

  在本书编写过程中，参考了很多专家学者的论文和著作，在此深表感谢，由于时间仓促，书中难免有不足之处，敬请读者批评指正。

作　者

2024 年 3 月

目　录

第一章 临床药学

临床药学是以患者为中心，以合理用药为主要核心内容，以提高用药质量为目的的一门医药结合型、综合型药学分支学科。临床药学伴随着药剂学、药理学、药物治疗学等新理论、新技术的发展而形成，通过临床药师深入临床实践而得到实施和发展。临床药学是医学和药学的桥梁学科。

临床药学彻底改变了医院药学的工作模式，使医院药学的工作由"以药物为中心"转移到"以患者为中心"，由传统的药物供应转变为直接面向医生和患者的药学技术服务，实现给患者高质量、负责的药物治疗。这种由临床药师、医生、护士共同参与患者的药物治疗模式，进一步体现了医疗服务以人为本的原则，促进了医疗技术水平的发展。

第一节　临床药学概述

（一）临床药学的主要内容

（1）基础药学服务工作主要是处方审核，向病房、患者提供药物咨询；收集并上报药物不良反应。

（2）参与临床药物治疗。临床药师深入临床，面向医生和患者，参与药物治疗，这是临床药学最基本和最重要的内容。要求临床药师参与医生的查房、病例讨论、抢救等医疗活动，了解病情，书写药历，参与个体化用药方案的设计。同时对患者进行用药指导，提高药物治疗的质量。

（3）治疗药物监测采用不同的测试手段，对重点药物进行血药浓度监测，主要研究血液中药物浓度与毒性的关系，以制订出最佳的给药方案，减少或避免药物不良反应的发生。

（4）药物安全性监测药品不良反应（ADR）、用药失误和药物不合理应用等的监测。

（5）药学信息的收集和咨询服务。

（6）开展处方点评，进行药物经济学评价，进行临床用药配伍和相互作用的实验研究和咨询，为合理用药和医院药事管理提供依据。

（7）结合临床开展药动学和药效学、新制剂开发、急救药学等研究工作。

（二）临床药师

1. 临床药师

临床药师是指以系统药学专业知识为基础，并具有一定医学和相关专业基础知识与技能，直接参与临床用药，促进药物合理应用和保护患者用药安全的药学专业技术人员。临床药师应由取得中级以上药学专业技术职称资格的药师担任，要求高等医药院校大学本科临床药学专业或全日制药学专业以上学历，毕业后通过规范化培训经考核合格取得临床药师专业技术职称。

2. 临床药师的主要工作职责

临床药师主要是参与临床药学各项工作的组织和开展，以合理用药为主线，为患者、医务人员全程提供安全、有效的药品和优质的药学技术服务。同时，面向社区卫生服务中心的患者和公众，保障公众的健康，改善患者的生活和生命质量。具体职责是：

（1）参与临床查房、会诊，根据诊断和药物治疗原则，提出用药意见或建议，协同医生制订药物治疗方案。

（2）开展药学查房，实施药学监护，及时向临床医疗团队反馈患者用药监护情况，并建立相关工作记录。

（3）审核处方及用药医嘱的适宜性，评估用药方案，对不合理用药进行干预。

（4）参与疑难疾病、危重患者的病例讨论、会诊和救治。

（5）提供个体化给药方案和用药信息与咨询服务。

（6）对患者进行用药教育，指导合理用药。

（7）向公众宣传合理用药知识。

（8）承担临床药物药学教学、实习带教以及在职临床药师培训工作。

（9）结合临床药物治疗工作实践，开展临床研究。

（10）其他与临床药物治疗相关的临床药学专业技术工作。

3. 临床药师职业道德要求

临床药师岗位服务于公众，遵从药师职业道德规范是药师的首要工作准则。

药师的职业道德是以人为本，一视同仁；尊重患者，保护权益；廉洁自律，诚实守信；崇尚科学，开拓创新。

（三）临床药师制

2002年原卫生部和国家中医药管理局颁布的《医疗机构药事管理暂行规定》（原卫生部卫药发〔2002〕24号文件）中明确指出，医疗机构要建立临床药师制。2005年原卫生部颁布《医院管理评价指南（试行）》，进一步明确要求建立临床药师制度，要求药学部门进一步推进"以患者为中心"的药学管理工作模式，开展以合理用药为核心的临床药学工作，并广泛实施了临床药师培训的试点工作，建立了50余家临床药师培训基地。

2007年原卫生部医政司下发《关于开展临床药师制试点工作的通知》，在全国进一步开展试点工作。其目的是探索在职临床药师培养模式和标准，以研究制定临床药师的准入标准、岗位职责、工作模式、工作管理制度与评价标准，促进临床药师制的健康发展。试点结束后，通过总结、讨论完善临床药师制的相关工作制度，尽早出台有关规范化管理文件。该通知正式提出临床药师是临床治疗团队的成员之一，应与临床医生一同参与日常性查房、会诊、参与危重患者的抢救和病案讨论，书写药历，为患者和医务人员提供用药信息和咨询服务。

2021年12月15日中国医院协会关于发布《医疗机构药事管理与药学服务》九项团体标准：第1-2部分"总则 标准框架与体系表"，第2-1部分"临床药学服务 药学门诊"，第2-2部分"临床药学服务 处方审核"，第2-3部分"临床药学服务 药物重整"，第2-4部分"临床药学服务 用药咨询"，第2-5部分"临床药学服务 用药教"，第2-6部分"临床药学服务 药学查房"，第2-7部分"临床药学服务 药学监护"，第2-8部分"临床药学服务 居家药学服务"。

第二节 合理用药

随着医药科学的发展，用于防病治病的药物品种也在迅速地增加，然而临床药物治疗水平并未伴随着药品的增加而提高，浪费药品、延误治疗、药疗事故等不合理用药现象在国内仍较严重，严重危及患者的健康与生命安全。

一、合理用药的基本要素

合理用药，即以当代药物和疾病的理论和知识为基础，安全、有效、经济、适当地使用药物。以患者为中心、合理用药是临床药学的核心工作。

安全、有效、经济、适当构成了合理用药的基本要素。其中安全性是合理用药的基本前提，患者用药后的风险轻者稍有不适，重者致残、致命，安全用药强调让患者承受最小的治疗风险以获得最大的治疗效果。有效性是安全用药的首要目标，通过药物作用达到预期目的。经济性即以尽可能少的药费支出取得尽可能大的治疗效益。在我国，卫生保健的专项经费还十分有限的情况下，经济地使用药物可减轻患者和社会的经济负担，有助于维持人类及其卫生资源的长期、可持续发展。适当性是实现合理用药的基本要求，即将适当的药品，在适当的时间，以适当的剂量、途径和疗程，达到适当的治疗目标。

合理用药体现了"以人为本"的现代治疗学思想，有助于新药的保护，趋利避害，合理配置药品资源，对维护个体、人群以及整个人类的利益具有重要意义。

二、不合理用药的表现及主要原因

（一）不合理用药的表现及后果

1. 不合理用药的主要表现

主要表现为无明确指征用药，在需要药物治疗时使用错误的药物，超适应证选药，违反用药禁忌，剂量过大或过小，疗程过长或过短，用药种类或复方过多，用药不计成本效果，随访与遵从医嘱差等。

抗感染药物不合理用药问题严重。具体表现为发热患者无论何因，明知是病毒感染也用抗感染药，以及外科手术前后大量预防性应用抗生素。肺部感染滥用现象也十分普遍，成本效果差，细菌耐药问题严重，用药者做细菌培养与药敏试验病例不足 10%。另外，低热或已退热仍用解热镇痛药者普遍存在；激素当作一般解热镇痛或消炎药使用，适应证过宽，造成不良反应发生率增高；注射剂联合用药的配伍禁忌问题（10%~30%）和中西药联合用药的药物相互作用等不合理用药问题，给患者带来严重后果。

2. 不合理用药的后果

不合理用药是全世界的共性问题，我国的不合理用药问题十分严重。不合理用药不仅延误了患者的疾病治疗，所产生的药物不良反应和药源性疾病甚至药疗事故，给患者和家人带来巨大的痛苦和经济负担。从国家整体来看，无病用药、重复用药和无必要的合并用药、处理药物不良反应和治疗药源性疾病都需要耗费国家大量的医药资源。因此，不合理用药影响了我国医药卫生事业健康、稳定和可持续发展。

（二）不合理用药的主要原因

1. 人的因素

用药过程涉及医生、药师、护士和患者（家属），任何一方的不合理用药，都会影响其他人的努力。医生是诊断、治疗疾病的主要责任者，责任心不强、诊断和应用药物不正确、知识更新不及时、过时的处方习惯和医德医风问题，都可能造成不合理用药。医生是造成不合理用药的主要原因。药师是药品的提供者和合理用药的监督者，审查处方不严、调剂配发错误、用药指导不力、临床药师药学信息服务和培训力度不够，构成了不合理用药的药师因素。护士未正确执行医嘱，病区保管药品不当而使用质量不合格的药品，临床观察、监测报告不力，未注意注射剂的配伍禁忌而使给药操作失当，这些因素造成的不合理用药是护士的责任。

患者是药物的最终使用者。由于理解错误、记忆力问题、经济收入问题和不能耐受不良反应问题，有些患者不遵从医生的治疗方案（依从性差），还有些患者盲目听从他人或媒体的宣传滥用药品，造成不合理用药。

2. 对药物作用规律研究水平的限制

药学相关学科如临床药理学、临床药物治疗学等的发展，已经使临床药物治疗水平有所提高，但事实上在某些领域对药物作用规律的认识还处于初级阶段。如药物相互作用规律、时辰药理学、遗传药理学和药物基因组学的研究与个体化用药方面，有待于医药研究工作者的不断发现和探索，以给合理用药提供充分的理论依据。

3. 其他因素

法律与法规不够完善，药品的管理和供应发生混乱，供应过期药物和国家非基本药物，药品推销活动对消费者的误导，企业无序竞争，商品名称多而混乱，假药和劣药的出现等都可能是不合理用药的形成因素。医疗机构对不合理用药缺乏有效的管理措施，社会零售药店任意销售处方药品也给不合理用药提供了条件。

三、合理用药的基本原则和管控措施

（一）合理用药的基本原则

（1）正确诊断疾病并选择适合的药物。误诊必然误治，容易发生药物伤害，引起医疗纠纷和事故。正确的诊断，用药有明确的指征和适应证是合理用药的首要条件。

（2）科学应用临床诊疗指南指导用药。医生选用最新、高级别诊疗指导用书是合理用药的重要保证，如原卫生部《中国国家处方集》（化学药品与生物制品卷，2010 版）等。

（3）尽可能选用安全有效的药物进行治疗。

（4）强化用药风险意识，做好用药前的风险评估与控制。医生、药师和护士要尽到对患者的高度注意义务，注意识别过敏体质、特殊人群等高危患者，谨慎使用注射剂等高风险药物，注意是否存在禁忌证和慎、忌用症。

（5）做好用药前后的药物监护、监测、用药护理，对不良反应及时处理。

（二）安全用药的管控措施

我国对合理用药的管控高度重视，先后出台了《药品管理法》《医疗机构药事管理规定》《抗菌药物临床应用指导原则》《处方管理办法》及《药品不良反应报告和监测管理办法》等国家法律法规，与国际相关专业和机构已经逐步接轨。目前国内外合理安全用药的研究方法和管控措施主要包括以下几个方面：

1. 药物流行病学

药物流行病学是指运用流行病学的原理和方法，研究人群中药物利用及其效应的应用科学。通过药物流行病学调查报告，为药事管理部门决策及医疗部门合理用药提供依据。

2. 药物警戒

世界卫生组织（WHO）关于药物警戒（PV）的定义是：发现、评估、理解

和预防不良反应或其他任何可能与药物相关问题的活动。

药物警戒利用"数据挖掘"和病例调查报告等手段，发现药物的一些不常见的副作用和不良反应，以确定药物与不良反应之间的相关性，对药物的安全性进行评价。PV 是在药物流行病学基础上发展起来的一门学科，是监测和遏制药品不良反应的重要措施和方法。

3. 认真执行国家药事管理的法律法规

认真执行国家药事管理的法律法规，按照临床诊疗指南规范用药。

4. 临床药学和药学服务

临床药学所有的研究内容和措施都是为完成合理用药服务的，建立临床药师制，药师参与临床治疗团队，加强处方点评规范管理，血药浓度监测和药品不良反应监测，对患者和医务人员进行全方位的药学服务，成为有效防范不合理用药的重要保障。

5. 临床用药护理

护士是用药护理的实施者和监护者，加强易致敏注射药物的用药监护是避免严重不良反应的重要环节。

6. 合理用药国际网络

以推进合理用药为目标，1989 年美国卫生管理中心牵头组建了"合理用药国际网络"（international network for rational use of drug，INRUD），与 WHO 基本药物行动委员会进行合作。

7. 合理用药相关软件的开发应用

如临床药物咨询服务系统、药物不良反应软件、药物相互作用软件、注射剂配伍审查系统等，在医生工作站、护士工作站、静脉用药调配中心，输入医嘱即可自动监测，阻止用药错误和不合理用药。

四、特殊人群的合理用药

（一）老年人合理用药

随着人民生活水平的提高，老年人口数量不断增加。老年性疾病多而并发，用药机会及种类较多，主观选择药物要求高，用药个体差异大，用药依从性差。因此，老年人合理用药问题也日益引起重视。

老年人的生理生化功能衰退，血药浓度随增龄而增高，对药物的反应比年轻人强，易发生不良反应甚至中毒。老年人用药量应按照最大疗效和最小不良反应的原则，《中国药典》规定60岁以上的老年人应用成人剂量的3/4，实际用药时最好采用个体化用药，一般推荐成人剂量的1/2、2/3、3/4，尽量采用口服给药途径，选择每日只服用1~2次的药物，书面写清服药方法，提高依从性。老年人应用镇静催眠药、抗精神病药、解热镇痛药、镇痛药、抗高血压药、利尿药、抗凝血药等不良反应发生率高，应定期随访，必要时进行用药监测。

（二）小儿合理用药

新生儿、婴儿、儿童为小儿生长发育的3个阶段，由于不同年龄期身高、体重、体表面积、药动学及药效学的特殊性，小儿用药剂量必须根据体重来进行折算，用药时注意延长给药间隔时间，不可给药次数过多。新生儿用磺胺类药物，易发生脑性核黄疸，应禁用；1岁以下婴幼儿禁用吗啡、对乙酰氨基酚、氯霉素；8岁以下儿童用四环素类药物易造成四环素牙，应禁用；18岁以下儿童应用喹诺酮类药物可能发生软骨损害，应避免应用；氨基糖苷类药物可致耳毒性应慎用。儿科用药首选的给药途径为口服。皮下注射和肌内注射给药容易导致吸收不良和神经损伤，新生儿一般不用，可肌注的小儿也要注意避免局部结块。婴幼儿皮肤角化层薄，应注意药物用药时间不要太长，以免吸收中毒；静脉滴注速度不能过快过急。

（三）妊娠期和哺乳期妇女合理用药

妊娠期和哺乳期妇女用药关系到下一代的健康，如用药不当，将会产生不良影响。1956年妊娠早期妇女服用沙利度胺（反应停）后发生近万例海豹畸胎，引起全世界对药物致畸作用的重视。为最大限度地避免对胎儿的伤害，一般要求孕妇应避免使用任何药物，尤其是妊娠头3个月药物致畸危险性大。必须用药时应在医生和执业药师的指导下，选用无致畸作用的一些药物。对未知是否有致畸作用的新药，孕妇应尽量避免使用。孕妇发生感染应避免应用四环素、氨基糖苷类，发热可选用对乙酰氨基酚，而不用阿司匹林，后者可能造成过期妊娠、产程延长和产后出血。

哺乳期妇女服用药物可以从乳汁中分泌，大部分的药物从乳汁中分泌浓度较低，不超过日摄入量的1%，但少数药物如红霉素、磺胺甲噁唑、地西泮从乳汁排出量大。哺乳期妇女如必须用药治疗时，服药时间应是在哺乳后30分钟至下一次哺乳前 3~4 小时，应选择乳汁排出少、相对比较安全的药物。

第三节 治疗药物监测

一、治疗药物监测的概念和意义

1. 治疗药物监测的定义

治疗药物监测（therapeutic drug monitoring，TDM）是运用药动学和药效学的基础理论为指导，借助先进的分析技术测定患者用药后体内的血药浓度或其他体液中的药物浓度，并通过数据的计算处理，实现治疗方案的个体化，避免或减少不良反应，提高疗效。

临床用药表明，在应用常用量药物时有些患者会出现超出预期的强烈反应，甚至引起不良反应，有些患者发挥作用却不明显，可见临床用药仅凭药品说明书上的适应证和常规剂量是不够的。为使患者体内达到有效的血药浓度、产生最佳的药理效应和最小的毒副作用，医生应根据患者个体情况，制订个体化用药方案，并随着病情的变化适时调整治疗方案。

2. 治疗药物监测的意义

TDM 是近 20 年临床药学研究的重要进展之一。目前的分析技术可以测定绝大多数药物的血药浓度，TDM 与日常医疗实践相结合，有效地提高了临床用药的安全性和有效性，实现了个体化用药，减少了药品不良反应；TDM 有助于药物过量导致中毒的诊断，有助于判断患者用药的依从性情况，有效地促进了合理用药工作的开展，对提高患者的生活质量具有重要意义。

二、需要治疗药物监测的药物和情况

临床应用的药物很多，但并不是所有的药物都需要进行监测，当前临床经常使用的药物中，需要进行监测的药物大致有几十种。除了早期的抗癫痫药物、抗心律失常药物、抗生素药物外，近年来，抗结核药、抗抑郁药、抗肿瘤药、抗艾滋病药、抗排异药等药物的 TDM 也在迅速开展。

1. 需要治疗药物监测的药物

（1）治疗指数低，安全范围窄，治疗浓度范围与中毒浓度很接近的药物，如地高辛，有效血药浓度为 0.5~1.7ng/mL，超过 1.7ng/mL 时则可出现心律失常的毒性反应。

（2）有些药物当剂量增加到一定程度时，再稍增加剂量血药浓度就会明显增高，药物的毒性也有不同程度的增加，如保泰松、苯妥英钠等。

（3）个体差异大的药物：同一剂量在不同患者体内血药浓度差异明显的药物，如氨茶碱，在常用剂量时有些患者出现毒性反应，有些患者不能控制哮喘发作。

（4）药物中毒与无效时均危险的药物，如抗排异药物。

（5）毒性反应与疾病本身症状难以区分的药物，不易判断是药物剂量不足还是过量中毒所导致，如地高辛等药。

（6）血药浓度与药效关系密切，有效治疗浓度范围已经确定的药物。

（7）患者重要脏器病变如心、肝、肾病变，导致主要经过肝代谢、肾排泄的药物体内过程发生明显改变。

（8）临床治疗失败会带来严重后果的药物，如利多卡因，短时静脉滴注时可依靠室性期前收缩发生频率来调整给药速度，治疗终点容易确定，疗程短，中毒危险小。然而许多临床专家建议对利多卡因整个过程进行监控，因为存在治疗失败的巨大危险。

2. 治疗药物监测的情况

长期用药、预防用药产生耐药性；诱导或抑制肝药酶；合并用药产生相互作用；患有心、肝、肾、胃肠道慢性疾病，婴幼儿、老年人在应用药物时须格外注意。有时用药目的也决定是否需要监测血药浓度，例如氨基糖苷类药物用于严重感染常常需要监测，当低剂量用于轻度感染和尿路感染时不必监测，在这种条件下中毒危险小且治疗失败的结果不严重。

三、治疗药物监测的条件和工作流程

（一）治疗药物监测的条件和方法

1. 治疗药物监测的条件

进行治疗药物监测首先必须建立一个合格的 TDM 实验室，有相应的仪器设备，能够运用迅速简便、灵敏、特异的药物分析方法和技术对药品进行检验。TDM 人员配备应由临床医生、临床药师、临床技师或检验师组成，并由受过专门训练有一定临床经验的高级专业技术人员负责。关键是具备能够建立血药浓度测定的方法，对血药浓度测定的结果能够解释的专门人才。

2. 治疗药物监测的方法

常用的检验方法是分光光度法、色谱法、放射免疫法。高效液相色谱法（HPLC）使用较广，它可测定除了地高辛、锂盐等少数几个药物外的大部分药品。放射免疫（RIA）分析法、酶多种免疫（EMIT）分析法也普遍应用。荧光偏振免疫分析法（TDX）简便、快速、准确，在常规 TDM 工作中应用也较多，但由于试剂价格和仪器较贵，某些品种样本较少，不少医院还未采用 TDX 开展 TDM 工作。先进仪器的出现促进了 TDM 的发展，但在基层单位没有条件配备而利用 UV 法、微生物法、RIA 法等也可以开展一定的 TDM 工作。

（二）治疗药物监测的工作流程

治疗药物监测工作由医生、临床药师、护师、检验师共同来完成，从治疗决策形成到调整、确定最后的治疗方案，需各方面人员通力合作，完成个体用药方案的设计。治疗药物监测服务的具体流程是：治疗决策（医生、临床药师）→处方剂量（医生、临床药师）→设计初始剂量（医生、临床药师）→投药（护师、药师）→观察（医生、临床药师、护师）→抽血（医生、临床药师、护师、检验师）→药动学参数计算（医生、临床药师、护师）→调整给药方案（医生、临床药师）。

第四节　药品不良反应监测

药物在治病救人的同时，给人体也会带来不良反应。20 世纪中期在世界范围内发生的多起药害事件，特别是"反应停事件"，促使人们开始关注药品的不良反应，并迅速建立药品不良反应监测报告制度。药品不良反应监测工作的开展为患者的用药安全提供了基本保障。

一、药品不良反应概述

（一）药品不良反应和药品不良事件的定义

1. 药品不良反应（adverse drug reaction，ADR）

药品不良反应是指合格药品在正常用法、用量下出现的，与用药目的无关的或意外的有害反应。这一定义将药物不良反应限定为质量合格药品，"正常用法、正常用量"排除了错误用药、超剂量用药、患者不遵从医嘱或滥用药物所导致的反应。在统一的标准下进行药品不良反应界定，可以避免不必要的误解和纠纷，有助于药品不良反应监测报告制度的贯彻执行。

2. 药品不良事件（adverse drug event，ADE）

药品不良事件是指药物治疗期间所发生的任何有害的不良医疗事件，而该事件不一定与药物治疗有因果报应关系。药品不良事件不一定是药品不良反应，也可能是药品标准缺陷、药品质量问题、用药失误以及药品滥用所造成的事件，包括的范围更大，在新药的安全评价中具有重要意义。

3. 药品严重不良反应/事件

药品严重不良反应/事件是指因使用药品引起以下损害情形之一的反应：①导致死亡；②危及生命；③致癌、致畸、致出生缺陷；④导致显著的或者永久的人体伤残或者器官功能的损伤；⑤导致住院或者住院时间延长；⑥导致其他重要医学事件，如不进行治疗可能出现上述所列情况的。

4. 药品突发性群体不良反应/事件

药品突发性群体不良反应/事件指突然发生的，在同一地区、同一时段内，使用同一种药品在对健康人群或特定人群进行预防、诊断、治疗过程中出现的多人药品不良反应/事件。

（二）药品不良反应的分类

根据病因学，药品不良反应分为3个类型。

1. A 型不良反应

与药物的药理作用密切相关，与剂量相关，具有可预测性，停药或减量后可减轻或消失，包括副作用、毒性反应、继发反应、后遗效应等，发生率高但死亡率低。

2. B 型不良反应

与药物药理作用无关而与患者的特异体质有关，与剂量无关，难预测，常规的毒理学筛选难发现，包括变态反应、特异质反应，发生率低但死亡率高。

3. C 型不良反应

背景发生率高，长期用药后出现，潜伏期长，药品和不良反应没有明确的时间关系，用药史复杂。主要包括致畸、致癌，如妊娠期服用己烯雌酚，子女在青春期后发生阴道腺癌。有些发生机制不清，还有待于进一步探讨。

（三）药品不良反应发生的原因

1. 药物因素

除药物的剂量、剂型、药物本身的理化性质外，药物在生产过程中使用的辅料和生产过程中产生的杂质，以及药品在贮存、运输过程中产生的氧化、分解、降解、聚合产物也是产生药品不良反应的因素。如青霉素制品中含有微量的青霉烯酸、青霉噻唑酸，与青霉素引起的过敏反应有关。多种药物联合用药，药物在体内相互影响增大，不良反应发生的风险也随之增加。

2. 机体因素

药品不良反应的发生与用药者的种族、性别、年龄、生理病理状况、个体差异都具有相关性。例如肝肾功能减退时，可显著加强许多药物的作用，甚至发生中毒反应。

3. 其他因素

某些药物在应用时，同时饮酒、饮茶、进食某些特殊食品，或同时吸烟，可能发生药物作用的减弱或增强，导致疾病发作或发生严重不良反应。如头孢孟多可抑制乙醛脱氢酶，如用药同时饮酒，可导致体内乙醛蓄积，出现双硫仑样反应。

二、药品不良反应监测和报告

我国在 1989 年成立国家药品不良反应监测中心，开始在全国部分省市开展药品不良反应报告试点工作，1998 年我国正式加入了 WHO 国际药品监测合作组织。2004 年 3 月 4 日原国家食品药品监督管理局、原卫生部联合签发的《药品不良反应报告和监测管理办法》正式实施，从此我国的药品不良反应监测工作进入了规范化、系统化、制度化的轨道。2011 年出台《药品不良反应报告和监测管理办法》。

（一）药品不良反应报告

1. 药品不良反应报告原则和报告范围

（1）报告原则：可以即报，报告者不需要待有关药品与不良反应的关系确定后才上报。药品生产企业、经营企业、医疗卫生机构发现可疑药物的药品不良反应病例时，按要求填写《药品不良反应/事件报告表》，严重和新的药品不良反应在 15 日内，其中死亡病例须立即报告，其他药品不良反应在 30 日内报告。有随访信息的，应当及时报告。

（2）报告范围：新药监测期内的药品应报告该药发生的所有不良反应；新药监测期已满的药品，报告该药引起的新的和严重的不良反应。进口药品自首次获准进口之日起 5 年内，报告该进口药品发生的所有不良反应；满 5 年的，报告该进口药品发生的新的和严重的不良反应。

2. 药品不良反应报告程序

药品不良反应监测实行逐级、定期报告制度，必要时可以越级上报。国家市场监督管理总局主管全国药品不良反应监测工作，下设省、直辖市、自治区市场监督管理局。药品不良反应监测技术工作则分别由国家药品不良反应监测中心、省（直辖市、自治区）药品不良反应监测中心完成，主要进行资料的收集、评价、反馈、上报工作。

医院上报药品不良反应的程序，一般先由医生或临床药师填写报告表，药学部临床药学组对收集的报告表进行整理、加工，疑难病例由院不良反应监测组分析评定，上报地区监测中心，再上报国家药品不良反应监测中心，最后将有关报告上报 WHO 药品监测合作中心。

3. 药品不良反应报告的内容

药品不良反应/事件报告表是药品安全性监测工作的重要档案资料，认真填写、收集药品不良反应信息并及时上报是医疗卫生机构、药品生产企业、药品经营企业和每个医药工作者的重要职责。

药品不良反应的报告应填写《药品不良反应/事件报告表》，必须使用国家市场监督管理总局统一印制的表格。

（二）药品不良反应监测的方式

1. 自愿呈报系统

这是一种自愿而有组织的报告系统，是药品上市后药品不良反应监测最简单和最常用的方式。监测报告单位把大量分散的药品不良反应病例收集、上传至监测中心，中心经加工、整理、因果关系评价后将药品不良反应信息储存，并及时反馈报告单位。

2. 集中监测系统

指在一定时间、一定范围内，对某一医院或某一地区所发生的药品不良反应进行详细记录。以患者为线索的监测为病源性监测；以药物为线索，对某一或几种药物的不良反应进行的监测为药源性监测。

3. 记录联结系统

通过独特方式把各种分散的信息（出生、婚姻、住院史、处方、家族史）联结，发现与药物有关事件。

4. 流行病学

如病例对照研究、前瞻性队列研究。

（三）药品不良反应监测因果关系评价和报告处理

1. 分析不良反应/事件因果关系评价的原则

我国使用的分析方法主要有以下 5 条原则：

（1）用药与不良反应的出现有无合理的时间关系。

（2）反应是否符合该药已知的不良反应类型。

（3）停药或减量后，反应是否消失或减轻。

（4）再次使用可疑药品是否再次出现同样反应。

（5）反应/事件是否可用联用药的作用、患者病情的进展、其他治疗的影响来解释。

药品不良反应关联性评价根据以上 5 条原则，将因果关系分为肯定、很可能、可能、可能无关、待评价、无法评价。

2. 报告的处理

所有的报告将会录入数据库，专业人员会分析药品和不良反应/事件之间的关系。根据药品风险的普遍性或者严重程度，决定是否需要采取相关措施，如在药品说明书中加入警示信息，更新药品如何安全使用的信息等。在极少数情况下，当认为药品的风险大于效益时，药品也会撤市。

第五节　处方点评

一、处方点评的意义和组织管理

（一）处方点评的意义

处方点评是根据相关法规、技术规范，对处方书写的规范性及药物临床使用的适宜性（用药适应证、药物选择、给药途径、用法用量、药物相互作用、配伍禁忌等）进行评价，发现存在或潜在的问题，制定并实施干预和改进措施，促进临床药物合理应用的过程。

处方点评是医院持续医疗质量改进和药品临床应用管理的重要组成部分，是提高临床药物治疗水平的重要手段。对于提高医院合理用药水平，减少或者避免患者的不良反应，提高患者的生活质量具有重要意义。

（二）处方点评的组织管理

在药事管理与药物治疗学委员会（组）下建立由医院药学、临床医学、临床微生物学、医疗管理等多学科专家组成的处方点评专家组，为处方点评工作提供专业技术咨询。医院药学部门成立处方点评工作小组，负责处方点评的具体工作。二级及以上医院处方点评工作小组成员应当具有中级以上药学专业技术职务任职资格，其他医院处方点评工作小组成员应当具有药师以上药学专业技术职务任职资格。

二、处方点评的依据和内容

（一）处方点评依据

根据《药品管理法》《执业医生法》《医疗机构管理条例》《处方管理办法》《抗菌药物临床应用指导原则》等有关法律、法规，以及原卫生部《关于印发〈医院处方点评管理规范（试行）〉的通知》（卫医管发〔2010〕28 号）、药品说明书、《中国国家处方集》等进行合理性分析。

（二）点评内容

（1）认定不规范处方、用药不适宜处方和超常处方。

（2）对医院处方进行多方面的统计：单张处方的药品数量、药品使用是否符合适应证、国家基本药物的使用比例、抗菌药物的使用比例、注射剂型的使用比例、不合理用药比例。

（3）对处方书写的规范性及药物临床使用的适宜性进行点评：用药适应证、药物选择、给药途径、用法用量、药物相互作用、配伍禁忌等。

三、处方点评模式和方法

（一）处方点评的模式

（1）传统点评模式：为人工查阅统计。大多可以实时提醒，督促医生合理用药。但缺乏完善的多层次回顾式的处方监察管理系统，没有统一标准对不合理用药进行评价，缺乏说服力和权威性。

（2）现代自动化点评模式：通过现代化的技术水平，建立起处方点评的自动化模式。可以实时对抽样处方点评，涵盖了医院所有处方点评的细节，不仅仅对处方抗菌药物、注射剂等用药的情况统计、点评，还增加了安全用药模块，及对不合理处方的点评。项目包括：联合用药不适宜、重复给药、配伍禁忌、是否会产生药物不良反应及潜在的具有临床意义的药物相互作用。

（二）处方点评的方法

确定具体抽样方法和抽样率。其中门（急）诊处方的抽样率不应少于总处方量的1‰，且每月点评处方绝对数不应少于100张；病房（区）医嘱单的抽样率（按出院病历数计）不应少于1%，且每月点评出院病历绝对数不应少于30份。并按照《处方点评工作表》对门（急）诊处方进行点评；病房（区）用药医嘱的点评应当以患者住院病历为依据，实施综合点评，点评表格由医院根据本院实际情况自行制定。

第二章　抗微生物药

抗微生物药物是指用以治疗由病毒、衣原体、支原体、立克次体、细菌、螺旋体及真菌所致感染的各种药物。抗寄生虫药一般不包括在内。抗微生物药物这一名称比通常使用的"抗菌药物"和"抗生素"的名称更为准确，但后两者目前仍可沿用。

第一节　抗生素

一、青霉素类

（一）青霉素 Benzylpenicillin

【商品名或别名】青霉素 G，Penicillin G，Cristicillin，Tardocillin，Bicillin。

【分类】化学：β-内酰胺类。治疗学：抗菌药物。妊娠分类：B。

【指征和剂量】本类青霉素抗菌谱主要包括：链球菌、肺炎球菌、葡萄球菌（敏感株）、脑膜炎球菌、淋球菌（敏感株）、螺旋体（包括梅毒、回归热、钩端螺旋体）、革兰阳性杆菌（白喉、炭疽杆菌）及厌氧球菌。革兰阴性杆菌、结核杆菌、真菌、立克次体及病毒均对本品耐药。临床适用于敏感菌所致的各种感染，特别在感染急性期足量应用，效果显著。

青霉素钾（钠）注射剂：一般感染，常用肌内注射。成人 80 万～240 万 U/d，分 2～3 次；重症感染，常用静脉滴注，成人 1000 万～2000 万 U/d，分 3～4 次；儿童 5 万～25 万 U/（kg·d），分 3～4 次肌内注射或静脉滴注。

普鲁卡因青霉素注射剂：成人 40 万～160 万 U，深部肌内注射，qd 或 bid。对普鲁卡因过敏者忌用。

苄星青霉素（长效青霉素、长效西林）注射剂：适用于长期使用青霉素者。成人 60 万～120 万 U，儿童 30 万～60 万 U，肌内注射，每月 1～2 次。

【制剂】青霉素 G 钾（钠）注射剂：每瓶 20 万、40 万、80 万、100 万；稀释后供肌内注射或静脉滴注。

普鲁卡因青霉素注射剂：每瓶含普鲁卡因青霉素 30 万 U 及青霉素钾（钠）盐 10 万 U，或普鲁卡因青霉素 60 万 U 及青霉素钾（钠）盐 20 万 U。临用时以注射用水配制成混悬液。

苄星青霉素注射剂：每瓶 60 万 U、120 万 U、300 万 U。一次性肌内注射 60 万 U，可使血中有效浓度维持半个月，注射 120 万 U，可维持 1 个月左右。

【药动学】青霉素吸收后迅速分布至各组织中，以肾、肺、横纹肌和脾的含量较高。本品也易进入浆膜腔、关节腔、胆汁及胎儿循环。中枢神经系统、骨骼、母乳、唾液及脓肿中的含量皆低。

本品注射后 53% ~ 85% 自尿排出，一部分经胆管而入肠道，随粪便排出体外。肾功能衰竭的患者半衰期延长不多，临床应用可不受限制。

【作用机制】本品由青霉菌 Penicillinum notatum 等的分泌物中分离而得。主要作用于细菌细胞壁黏肽合成的第三步，阻止黏肽链的交叉连结，使细菌无法形成坚韧的细胞壁，渐呈丝状体和球形体，继而发生变形萎缩，最终溶解死亡。由于本品在细菌繁殖期显示其杀菌作用，故称繁殖期杀菌剂。

【禁忌证】对青霉素过敏者禁用。对普鲁卡因过敏者禁用普鲁卡因青霉素。

【相互作用】青霉素与丙磺舒、保泰松、阿司匹林、吲哚美辛、磺胺药等联用，因肾小管排泄过程中的竞争抑制作用，可使青霉素的血药浓度提高；青霉素静脉输入时若加入红霉素、四环素、两性霉素 B、血管活性药（间羟胺、去甲肾上腺素等）、苯妥英、氯丙嗪、异丙嗪、维生素 B 及维生素 C 等将出现浑浊；在同一容器内青霉素与能量合剂、碳酸氢钠、氨茶碱、肝素、谷氨酸及精氨酸有配伍禁忌（抗菌活性降低或出现浑浊）。

【不良反应】①本品易发生变态反应，特别是过敏性休克（最危重者可发生在做皮肤试验的当时，极少数可发生在连续用药过程中，后者称迟发性过敏性休克），如不及时抢救，可危及生命，故用药前、中、后都要加强观察，以免发生意外。②老年人及肾功能减退者全身大剂量应用本品时易出现青霉素脑病，表现为腱反射亢进、肌肉痉挛、抽搐，甚至昏迷。③本品治疗梅毒、钩端螺旋体病、雅司、鼠咬热及炭疽时，可能出现症状加剧现象，称为赫氏反应，一般发生于青霉素开始治疗后 6~8h，多在 12~24h 内消失。肾上腺皮质激素可以使赫氏反应减轻。④大剂量青霉素（4000 万 U/d 或尿毒症患者 1000 万 U/d）可影响血小板功能，干扰凝血因子 I 转变为纤维蛋白以及增加抗凝血酶 III 活性，由此导致凝血障碍。⑤臀部肌内注射青霉素有发生坐骨神经损伤的可能性，肌内注射普鲁卡因青霉素或苄星青霉素在个别患者可出现截瘫。

【注意事项】①应用前必须询问有无过敏性疾病史，以往用青霉素后有无皮疹、发热等变态反应，用药前务必先做青霉素皮试。②本品稀释后应立即使用，因为久置可使效价降低，并促使其致敏衍生物"青霉烯酸"等的形成。③青霉素钾盐每 100 万 U 含钾离子约 65mg，青霉素钠盐每 100 万 U 含钠离子约 40mg，应用大剂量时应注意 K^+、Na^+ 对患者的影响。青霉素钾盐不可静脉推注。

【患者用药指导】门诊患者尤其是初次用药后，可休息 15~30min 再离开，以便于医务人员的观察。除偶有不同程度的过敏发生外，本品是一安全性较高的药物，因此患者用药时应消除紧张情绪。

（二）苯氧青霉素

青霉素 V Phenoxymethylpenicillin

【商品名或别名】青霉素 V 钾，美格西，通益。

【分类】化学：β-内酰胺类。治疗学：抗菌药物。妊娠分类：B。

【指征和剂量】抗菌谱与青霉素相似，抗菌活性比青霉素略差。适用于治疗 A 组溶血性链球菌所致的扁桃体炎、猩红热、丹毒等和肺炎链球菌所致的肺炎、鼻窦炎、中耳炎等；可预防风湿热复发，亦可预防牙齿、口腔、颌部及上呼吸道手术后的心内膜炎。因本品抗菌作用弱于青霉素 G，故不宜用于严重感染。

剂量以青霉素 V 钾片剂为例，成人及 12 岁以上儿童，溶血性链球菌引起的上呼吸道感染，包括猩红热和丹毒，1~2 片，q6~8h 口服，连用 5~10d；肺炎链球菌引起的呼吸道感染，1~2 片，q6h 口服；预防风湿热复发，2 片，qd 口服；预防手术后的心内膜炎，于手术前 1h 口服 4 片，术后 4 片，q6h，疗程 2d。

【制剂】青霉素 V 钾：片剂，每片 250mg。美格西：片剂，每片 60 万 U、100 万 U。通益：片剂，每片 1MU。

【药动学】耐酸，口服后吸收良好，血药浓度均较高，但较肌内注射同剂量青霉素的浓度为低。口服青霉素 V0.5g 后，血药峰浓度为 3~5mg/L，达峰时间约 1h。本品在肾脏和尿液中浓度最高。主要经肾脏排泄。

【作用机制】同青霉素 G。

【禁忌证】青霉素过敏者禁用。

【相互作用】同青霉素 G。

【不良反应】变态反应：荨麻疹，罕见过敏性休克；消化道反应：轻度恶心、呕吐、食欲不振、上腹不适。偶有丙氨酸转氨酶（ALT）、天冬氨酸转氨酶（AST）增高，嗜酸性粒细胞增多。

【注意事项】使用前可免做青霉素皮试，但有过敏性疾病及支气管喘患者应慎用。

【患者用药指导】不要与酸性果汁或饮料同服，这类饮品可加快青霉素的分解。饭后服药比空腹时服药吸收更好。

（三）耐酶青霉素

苯唑西林 Oxacillin，**氯唑西林** Cloxacillin，**双氯西林** Dicloxacillin，**氟氯西林** Flucloxacillin

【商品名或别名】苯唑青霉素，新青 I，邻氯青霉素，双氯青霉素，奥佛林。

【分类】化学：β-内酰胺类。治疗学：抗菌药物。妊娠分类：B。

【指征和剂量】本类青霉素的特点是耐青霉素酶，对不产青霉素酶的许多细菌，其抗菌活性不及青霉素，因此应限于治疗产青霉素酶的金黄色葡萄球菌和凝固酶阴性葡萄球菌感染，包括败血症、心内膜炎、肺炎等严重感染，也可作为术后预防葡萄球菌感染用。耐甲氧西林葡萄球菌也对本类药物耐药，所以不用于耐甲氧西林葡萄球菌感染。

苯唑西林和氯唑西林的剂量为 0.5~1g，qid；儿童 50~100mg/（kg·d）。双氯西林和氟氯西林的剂量为 2~3g/d。口服制剂宜空腹给药，肌内或静脉给药的剂量与口服剂量相同。静脉给药时可将药物溶于 10~20mL 生理盐水内作徐缓静脉注射或溶于 100~200mL 生理盐水内作快速静脉滴注。严重患者静脉给药的剂量可加大至 200mg/（kg·d）。

【制剂】双氯西林仅有口服制剂，其余三者皆有口服和注射制剂。苯唑西林：注射剂，每瓶 0.5g、1.0g；胶囊：每粒 0.25g。氯唑西林：注射剂，每瓶 0.5g；胶囊，每粒 0.25g。双氯西林：胶囊，每粒 0.25g。氟氯西林：注射剂，每瓶 0.25g、0.5g、1.0g；胶囊：每粒 0.25g。

【药动学】苯唑西林在肝、肾、脾、胸腔积液和关节腔液中均可达治疗浓度，腹水中浓度较低，痰中含量更低。氯唑西林和双氯西林均可渗入急性骨髓炎的骨组织、脓液和关节腔积液中。氯唑西林和苯唑西林皆能透过胎盘进入胎儿体内，后者还可分泌至母乳中。本类青霉素难以透过正常的血脑屏障。

本类青霉素主要通过肾脏排泄。

【作用机制】大致同青霉素。其特点是耐酸耐酶，因此对产生青霉素酶的金黄色葡萄球菌等细菌的抗菌作用增强。但对 A 组溶血性链球菌、肺炎球菌、草绿色链球菌、表皮葡萄球菌等的作用稍逊于青霉素。

【禁忘证】对青霉素过敏者禁用。

【相互作用】同青霉素。

【不良反应】较少见。变态反应：耐酶青霉素之间及与青霉素之间存在交叉过敏；消化道反应：大剂量口服后可出现胃肠道不适；大剂量静脉滴注时偶可引起抽搐；个别患者用药后血清丙氨酸转氨酶（ALT）、天冬氨酸转氨酶（AST）增高，或中性粒细胞减少。

【注意事项】①不应用于青霉素敏感细菌所致各种感染。②用药前必须做青霉素皮试。③轻至中度肾功能减退时，其血清半衰期延长不显著，仍可采用常规剂量。肾功能严重减退时，剂量应适当减少。

【患者用药指导】食物显著影响本类青霉素在胃肠道的吸收，空腹服药的血药峰浓度可为进食后服药者的 2~4 倍，故宜在餐前 1h 或餐后 2h 空腹服药。

（四）广谱青霉素

氨苄西林 Ampicillin

【商品名或别名】氨苄西林钠，伊西德，安必仙。

【分类】化学：氨基类广谱青霉素。治疗学：抗菌药物。妊娠分类：B。

【指征和剂量】本品对 A 组和 B 组溶血性链球菌、肺炎球菌及对青霉素敏感的金黄色葡萄球菌有较强的抗菌活性，但其作用比青霉素略差；对革兰阴性杆菌如沙门菌、流感嗜血杆菌、百日咳杆菌、布氏杆菌，以及草绿色链球菌和肠球菌的作用则强于青霉素。适用于敏感的革兰阴性杆菌和肠球菌引起的呼吸道、胆道、泌尿道感染及脑膜炎、菌血症等。

口服：成人，2~4g/d，分 2~4 次服。肌内注射或静脉滴注：成人，3~6g/d，分 2~4 次注射；儿童 50~100mg/（kg·d），分 2~4 次注射。

【制剂】注射剂：每瓶 0.25g、0.5g、1.0g。片剂：每片 0.125g、0.25g。胶囊：每粒 0.25g。

【药动学】空腹口服后 2h，肌内注射后 0.5~1h，静脉滴注后 15min 分别达血药浓度峰值。口服 1.0g，肌内注射或静脉滴注 0.5g，血药浓度峰值为 7~

14μg/mL。

本品在体内分布广泛，肝、肾组织中浓度最高，心、肺、肌肉及脾脏次之，脑组织中浓度最低（但在脑膜炎时局部可达有效浓度）。胆汁中浓度可达血药浓度的 4~10 倍。口服和肌内注射后 24h 内分别有 20% 和 70% 以上的给药量自尿排出。

【作用机制】为一广谱半合成抗生素，对革兰阴性杆菌（铜绿假单胞菌和肺炎克雷伯菌除外）有较好的杀灭作用，对链球菌、脑膜炎球菌亦有一定的作用。对青霉素耐药菌株无效。

【禁忌证】对青霉素过敏者禁用。

【相互作用】与氨基糖苷类抗生素或碱性溶液置于同一容器内，可致本品失效；丙磺舒可延缓本品的排泄，使其血药浓度升高；本品可加快雌激素代谢，影响口服避孕药的效果。

【不良反应】①变态反应：以荨麻疹和斑丘疹多见，发生率高达 10%~20%，可在用药期间或停药后出现，尤易发生于传染性单核细胞增多症、淋巴细胞性白血病和淋巴瘤患者；②消化道反应：见于大剂量口服者，表现为恶心、呕吐及稀便、腹泻等；③肌内注射局部疼痛；④少数患者可发生丙氨酸转氨酶（ALT）、天冬氨酸转氨酶（AST）升高，或中性粒细胞、血小板减少。

【注意事项】①用药前必须先做皮试；②本品对神经组织有一定的刺激性，应避免鞘内注射；③肌内注射部位宜深，速度宜慢；④用药过程中如出现皮疹，应严密观察，对症处理，皮疹严重者应及时停药。

【患者用药指导】因进食会影响本品的吸收，故口服用药宜在饭前 30~60min 时；用药后如出现皮疹等变态反应，应及时告知医护人员。

阿莫西林 Amoxycillin

【商品名或别名】羟氨苄青霉素，阿莫仙，氟莱莫星，Amoxil。

【分类】化学：β-内酰胺类。治疗学：抗菌药物。妊娠分类：B。

【指征和剂量】抗菌活性与氨苄西林相似，但对肺炎球菌和变形杆菌的作用比后者强。适用于对本品敏感的革兰阴性杆菌和肠球菌引起的泌尿道、胆道、呼吸道和其他各种轻至中度感染。

口服：成人 3~4g/d，儿童 40~50mg/（kg·d），分 3~4 次服。可溶片：成人及 10 岁以上儿童 500~750mg，bid；或 375~500mg，tid。急性无并发症的淋球

菌感染，男性单剂量服用3g，女性剂量相同，但需重复多次，每次服药时建议同时加用丙磺舒1g。肌内注射或静脉滴注：成人1~4g/d，儿童50~100mg/（kg·d），分4次注射。

【制剂】胶囊：每粒125mg、250mg、500mg。片剂：每片125mg、250mg。可溶片：每片125mg、250mg、500mg。注射剂：每瓶250mg、500mg。

【药动学】本品对酸稳定，口服吸收率达90%，1~2h后达到血药浓度峰值。吸收后迅速分布至组织器官及体液中，在痰、黏膜、肺、胆、骨骼组织和眼房水中可达治疗浓度。不易通过正常人的血脑屏障，脑膜炎时在脑组织中可达血药浓度的20%。肾功能正常成人本品血药半衰期为1~1.5h，肝功能损害者血药半衰期无影响，肾功能损害者（肌酐清除率≤15mL/min）血药半衰期延长为8.5h。服药后6h给药量的58%~68%由尿中排出。

【作用机制】与氨苄西林相似。

【禁忌证】对青霉素过敏者禁用。肾功能不全者慎用。

【相互作用】【不良反应】同氨苄西林。

【患者用药指导】食物不影响药物吸收，故口服用药者不必空腹服药。

（五）主要作用于革兰阴性菌的青霉素

美西林 Mecillinam

【商品名或别名】氮草脒青霉素，Amidinocillin。

【分类】化学：脒基类。治疗学：抗菌药物。妊娠分类：B。

【指征和剂量】主要作用于革兰阴性菌，尤其是对某些肠杆菌科细菌，如大肠杆菌、枸橼酸杆菌、肺炎克雷伯菌、肠杆菌属和志贺菌属等具有较强的抗菌活性。适用于大肠杆菌和敏感的肠杆菌科细菌引起的泌尿道感染。与其他抗生素联用，可用于治疗革兰阴性杆菌败血症、脑膜炎、肺炎、心内膜炎等严重感染。

静脉注射或肌内注射：成人1600~2400mg/d，分4次给药。

【制剂】注射剂：美西林盐酸盐双水化合物中含2%的无水美西林。

【药动学】正常人肌内注射本品后，40min达血药浓度峰值。肌内注射或静脉注射后尿中药物浓度达1000~2000mg/L，12h内尿中药物排出率为66%~73%。血中消除半衰期为0.65~0.81h。本品也通过胆汁排泄，胆汁中浓度略高于血药浓度。

【作用机制】同其他青霉素。

【禁忌证】青霉素过敏者禁用。有过敏反应体质者慎用。

【不良反应】可有皮疹、嗜酸性粒细胞增多等变态反应症状，但大多轻微。

【注意事项】本品单用治疗严重的革兰阴性杆菌感染疗效欠佳，应与其他抗生素联合使用。

替莫西林 Temocillin

【商品名或别名】坦莫西林，Temopen。

【分类】化学：β-内酰胺类。治疗学：抗菌药物。妊娠分类：B。

【指征和剂量】抗菌谱包括大肠杆菌、克雷伯菌属、肠杆菌属、变形杆菌属、沙雷菌属、枸橼酸菌属、产酶流感杆菌、淋球菌、脑膜炎球菌和卡他莫拉菌等。多数肠杆菌科细菌对氨苄西林、替卡西林、头孢唑啉、头孢哌酮甚至头孢噻肟等β-内酰胺类抗生素耐药者仍对本品敏感。适用于治疗由敏感菌引起的各种呼吸道、泌尿道、胆道及皮肤软组织感染。

肌内注射或静脉注射：成人 1~2g/d，分 2 次给药。重症感染者可 4g/d，分 2 次注射。

【制剂】注射剂：每瓶 1.0g。

【药动学】本品口服吸收差，肌内注射后吸收良好。正常人肌内注射本品后 1.4h 达血药浓度峰值，消除半衰期为 5.4h。在胆汁中药物浓度很高，但在脑组织和脑脊液中浓度低。本品主要以原型经肾小球滤过后随尿液排泄，部分由肾小管分泌。

【作用机制】与其他青霉素类药物相似。对多种质粒和染色体介导的 β-内酰胺酶高度稳定为本品特点之一。

【禁忌证】青霉素过敏者禁用。有过敏反应体质者慎用。

【不良反应】少见，偶有皮疹或注射部位疼痛。

【注意事项】肌内注射时可用 0.25%~0.5% 的利多卡因注射液为溶剂，可减轻注射部位疼痛。

二、头孢菌素类

(一) 第一代头孢菌素

第一代头孢菌素的共同特征：①抗菌谱与广谱青霉素相同；②与广谱青霉素相比，对产青霉素酶的金黄色葡萄球菌、大肠杆菌、肺炎杆菌等具有较强的抗菌活性；③对溶血性链球菌、肺炎链球菌、肠球菌及流感杆菌的抗菌活性不如广谱青霉素；④对吲哚阳性变形杆菌、肠杆菌属细菌、铜绿假单胞菌及沙雷菌无效；⑤对青霉素酶稳定，但易被广谱 β-内酰胺酶分解；⑥药动学分类属于非浓度依赖性（即时间依赖性）抗生素，T>MIC 是其与临床治疗结果相关性最佳的参数。

头孢氨苄 Cefalexin

【商品名或别名】头孢菌素Ⅳ，头孢力新。

【分类】化学：β-内酰胺类。治疗学：抗菌药物。妊娠分类：B。

【指征和剂量】对葡萄球菌（产或不产青霉素酶）、溶血性链球菌、肺炎球菌、白喉杆菌等革兰阳性菌有较好抗菌作用，对部分大肠杆菌、奇异变形杆菌、肺炎杆菌、沙门菌属和志贺菌属有抗菌活性，其余肠杆菌科细菌、不动杆菌属及铜绿假单胞菌皆耐药。适用于敏感菌所致的尿路感染，亦可用于革兰阳性球菌引起的咽喉炎、肺炎和软组织感染。

口服：成人 2~4g/d，儿童 40~100mg/（kg·d），分 3~4 次服。

【制剂】片剂：每片 0.25g。胶囊：每粒 0.125g、0.25g。

【药动学】本品口服吸收良好，在组织中分布迅速，肾、肝脏和胆汁中药物浓度较高，但不易透过血脑屏障。

【作用机制】本品抑制细菌转肽酶，干扰黏肽交叉而影响细菌细胞壁的合成；还能与菌体细胞膜 PBP3 结合，使细菌发生形态学变化，并促使胞壁自溶酶活化，导致菌体溶解。

【禁忌证】对头孢类抗生素过敏者禁用。青霉素过敏者、孕妇慎用。

【不良反应】皮疹、药物热等变态反应少见。胃肠道反应较为多见，以恶心、呕吐、腹泻和腹部不适为主。应用本品期间出现肾损害者罕见，采用过高剂量时也可出现血尿、嗜酸性粒细胞增多和血肌酐升高，停药后迅速复常。偶有患者出现丙氨酸转氨酶（ALT）升高、Coombs 试验阳性等。

【注意事项】肾功能减退者应适当减量：肌酐清除率高于 50mL/min、10~50mL/min 和低于 10mL/min 者用药间隔分别为 6h、8~12h 和 24~48h。

【患者用药指导】①服药期间可能出现尿糖假阳性反应；②食物可影响药物吸收，应空腹用药。

头孢氨苄/甲氧苄啶 Cefalexin/Trimethoprim

【商品名或别名】先锋霉素Ⅳ，新达宝。

【分类】化学：β-内酰胺类/二氢叶酸还原酶抑制剂。治疗学：抗菌药物。妊娠分类：B。

【指征和剂量】对链球菌、肺炎球菌、炭疽杆菌、破伤风杆菌、耐青霉素的金黄色葡萄球菌等革兰阳性菌和脑膜炎球菌、沙门菌、大肠杆菌等革兰阴性菌都有良好的抗菌作用。适用于敏感菌所致的呼吸道、泌尿道感染，皮肤软组织感染、妇科感染及脑膜炎、心内膜炎。

口服：成人1~2粒，qid。

【制剂】胶囊：每粒含头孢氨苄125mg和甲氧苄啶25mg。

【药动学】本品空腹口服吸收良好，可迅速分布至肺、肾、肝等组织中，也可通过胎盘屏障和血脑屏障。

【作用机制】本品对青霉素酶、酸、碱稳定。头孢氨苄与甲氧苄啶配伍，提高了抗菌能力，延缓了耐药性产生，降低了口服剂量。

【禁忌证】对头孢类抗生素过敏者及孕妇禁用。青霉素过敏者及严重肾功能障碍者慎用。

【不良反应】偶有食欲减退、皮疹、药热等，停药后即可消失。

【患者用药指导】宜空腹时口服。

头孢唑啉 Cefazolin

【商品名或别名】先锋霉素Ⅴ，Cefazolin。

【分类】化学：β-内酰胺类。治疗学：抗菌药物。妊娠分类：B。

【指征和剂量】为广谱抗生素，对大部分革兰阳性菌和革兰阴性菌有效，特别是对大肠杆菌、葡萄球菌、链球菌、肺炎球菌、奇异变形杆菌等有很强的抗菌活性。伤寒沙门菌、志贺菌属和奈瑟菌属对本品敏感。对肠球菌属、耐甲氧西林金黄色葡萄球菌、不动杆菌和铜绿假单胞菌无效。适用于敏感菌所致的呼吸道感染、尿路感染、肝胆系统感染、皮肤软组织感染及败血症、骨髓炎等。

肌内注射或静脉给药：成人1g，q6~12h，病情严重者可增加至4~6g/d。儿童40~100mg/（kg·d）。

【制剂】注射剂：每瓶500mg。

【药动学】本品在胸水、腹水、心包液、滑囊液、炎症渗出液和胆汁中可达较高浓度，但难以透过血脑屏障。胎儿血药浓度为母体血药浓度的70%~90%。肾功能衰竭患者的血药半衰期明显延长。

【作用机制】 与头孢氨苄相似。

【禁忌证】 对头孢类抗生素过敏者禁用。

【相互作用】 ①本品与庆大霉素或阿米卡星联合应用，在体外能增强抗菌作用，但也可能增加后者的肾毒性；②与强利尿剂合用有可能增加肾毒性；③丙磺舒可使本品血药浓度提高，血中半衰期延长；④本品与下列药物有配伍禁忌，不可同瓶滴注：硫酸阿米卡星、葡萄糖酸红霉素、戊巴比妥及葡萄糖酸钙。

【不良反应】 本品的不良反应发生率低。药疹发生率为 1.1%，嗜酸性粒细胞增高的发生率为 1.7%，偶有药物热。个别患者可出现暂时性丙氨酸转氨酶（ALT）升高。大剂量静脉注射偶见血栓性静脉炎。

【注意事项】 ①对青霉素过敏者或过敏体质者慎用；②高龄及恶病质者慎用；③肾功能减退患者应根据肌酐清除率调整用药剂量。

【患者用药指导】 孕妇及哺乳期妇女慎用，后者用药期间宜暂停哺乳；约 1% 的用药患者可出现直接和间接 Coombs 试验阳性及尿糖假阳性反应（硫酸铜法）。

（二） 第二代头孢菌素

第二代头孢菌素的共同特征：①抗革兰阳性菌活性与第一代头孢菌素相似或稍弱；②抗革兰阴性菌如流感杆菌、吲哚阳性变形杆菌、肠杆菌、枸橼酸杆菌的活性较第一代头孢菌素强；③头霉素衍生物如头孢西丁、头孢美唑对厌氧菌有效；④头孢孟多、头孢克洛对青霉素稳定，但可被广谱 β-内酰胺酶分解；头孢呋辛和头霉素衍生物对青霉素酶和广谱 β-内酰胺酶都稳定；⑤药动学分类属于非浓度依赖性（即时间依赖性）抗生素，T>MIC 是其与临床治疗结果相关性最佳的参数。

头孢呋辛 Cefuroxime

【商品名或别名】 西力欣，新福欣，安可欣，头孢呋肟，Zinacef。

【分类】 化学：β-内酰胺类。治疗学：抗菌药物。妊娠分类：B。

【指征和剂量】 对下列细菌有较强的抗菌作用：金黄色葡萄球菌（包括耐青霉素酶的菌株）、流感嗜血杆菌、克雷伯杆菌属、肠杆菌属、化脓性链球菌、大肠杆菌、梭状芽孢杆菌属、奇异变形杆菌、伤寒沙门菌、志贺菌属、奈瑟菌属和百日咳杆菌。适用于敏感菌引起的呼吸道、耳鼻喉、泌尿道、皮肤软组织感染，骨和关节感染，妇产科感染，以及腹膜炎、败血症和脑膜炎等严重感染。也可用于预防各类手术的感染。

肌内或静脉注射：成人剂量为750mg，tid。病情严重者可增加至3~6g/d。儿童30~100mg/（kg·d），分3~4次给药。新生儿和肾功能减退者剂量酌减。

【制剂】粉针剂：每瓶750mg。注射液：每瓶0.25g、0.75g、1.5g。

【药动学】本品在骨、滑囊液和房水中的浓度均高于对常见病原体的最低抑制浓度。当脑膜有炎症时，本品可通过血-脑屏障。

【作用机制】同其他头孢类抗生素。

【禁忌证】对头孢类抗生素过敏者禁用。曾有青霉素过敏者和肾功能损害者、妊娠初期慎用。

【相互作用】本品与氨基糖苷类抗生素有协同作用；不干扰以酶法为基础的尿糖试验；不影响用碱性苦味酸试验法测定肌酐。

【不良反应】本品的不良反应多轻而短暂。皮疹最为多见，可达5%左右。偶有嗜酸性粒细胞增多、血红蛋白降低或Coombs试验阳性。肌内注射区疼痛较为多见，一般皆属轻度，静脉注射发生静脉炎者罕见。

头孢呋辛酯 CefuroximeAxetil

【商品名或别名】西力欣片剂，新菌灵，司佩定，头孢呋肟酯

【分类】化学：β-内酰胺类。治疗学：抗菌药物。妊娠分类：B。

【指征和剂量】抗菌谱与头孢呋辛相同。适用于敏感菌引起的呼吸道、耳鼻喉、泌尿道及皮肤软组织感染。

口服：成人250mg，下呼吸道感染加至500mg，单纯性尿路感染减至125mg，均bid；单纯性淋球菌尿道炎单剂疗法剂量为1g。儿童常用剂量为125mg，bid；中耳炎患儿为250mg，bid。

【制剂】薄膜包衣片：每片250mg。

【药动学】本品在体内不被代谢，经肾小球和肾小管分泌而被排泄。

【作用机制】本品口服经胃肠道吸收后在酯酶作用下迅速水解为头孢呋辛而发挥抗菌作用。

【禁忌证】对头孢类抗生素过敏者禁用。孕妇及哺乳期妇女慎用。

【相互作用】同头孢呋辛。

【不良反应】本品的不良反应少而轻，主要为胃肠道反应，如恶心、呕吐、腹泻等；变态反应与其他头孢菌素相似；罕见伪膜性肠炎、嗜酸性粒细胞增多及

一过性血清丙氨酸转氨酶（ALT）升高。

【注意事项】本药片剂应吞服，不可嚼碎，故 5 岁以下儿童不宜服用。

【患者用药指导】药物应于餐后服用以增加吸收，提高血药浓度，亦可减少胃肠道反应。

（三）第三代头孢菌素

第三代头孢菌素的共同特征：①抗金黄色葡萄球菌等革兰阳性菌的活性不如第一、第二代头孢菌素。②对革兰阴性菌的作用优于第二代头孢菌素：抗革兰阴性菌活性普遍增强；抗菌谱扩展到吲哚阳性变形杆菌、肠杆菌、枸橼酸杆菌、沙雷菌及拟杆菌；头孢他啶、头孢哌酮、头孢咪唑、头孢吡胺对铜绿假单胞菌有效，头孢他啶活性最强。③对广谱 β-内酰胺酶稳定，但可被超广谱 β-内酰胺酶（ESBL）分解。④药动学分类属于非浓度依赖性（即时间依赖性）抗生素，T>MIC 是其与临床治疗结果相关性最佳的参数。⑤某些品种的特性：头孢地嗪兼具免疫调节作用；头孢哌酮、头孢吡胺经胆汁排泄多；头孢噻肟、头孢曲松向脑脊液移行好；头孢曲松半衰期长，可 qd 给药；结构中含有四唑基的头孢菌素可引起维生素 K 缺乏。

头孢噻肟 Cefotaxime

【商品名或别名】凯福隆，凯帝龙，泰可欣。

【分类】化学：β-内酰胺类。治疗学：抗菌药物。妊娠分类：B。

【指征和剂量】本品为应用于临床的第一个第三代头孢菌素，系广谱抗菌药物。对革兰阴性菌及对 β-内酰胺酶产生菌均有抗菌作用，尤其对肠杆菌科细菌有强大抗菌活性。与头孢呋辛或头孢西丁相比，对大肠杆菌、产气杆菌和奇异变形杆菌的作用较后两者强 100 倍，对鼠伤寒杆菌的作用强 40 倍。耐青霉素肺炎球菌对本品相对耐药，李斯特菌和肠球菌属耐药。对铜绿假单胞菌、黄单胞菌属无抗菌活性。能被某些质粒介导的超广谱 β-内酰胺酶水解。适用于敏感菌引起的呼吸道、皮肤软组织、泌尿生殖器官感染，以及骨髓炎、脑膜炎、心内膜炎、菌血症和败血症。

一般感染成人 2g/d，儿童 50~100mg/（kg·d），分次给药。对重症感染成人可增至 12g/d，儿童可增至 200mg/（kg·d），分 2~4 次肌内注射或静脉给药。

【制剂】注射剂：每瓶 1g，2g。

【药动学】本品在体内分布广泛，容易透过血-脑屏障、眼球屏障和胎盘屏障。脑膜炎患者静脉注射 30mg/L 后，脑脊液药物浓度可达 0.3~27.2mg/L。静脉注射或肌内注射 1~2g 后，痰液或支气管分泌物中浓度为 0.43~5.4mg/L，骨组织中浓度可达 5~20mg/L，胆汁和乳汁中浓度不高。

【作用机制】与青霉素相同，系通过干扰细菌细胞壁的合成而产生抗菌作用。

【禁忌证】对头孢菌素类药物过敏者禁用。对青霉素过敏者、严重肾功能不全者、孕妇及哺乳期妇女慎用。

【不良反应】不良反应发生率 3%~5%。可发生药疹（2%）、静脉炎及腹泻等。个别患者出现白细胞减少、嗜酸性粒细胞增多或血小板减少，无肾功能损害发生。

头孢哌酮 Cefoperazone

【商品名或别名】先锋必，达诺欣，麦道必，施乐欣。

【分类】化学：β-内酰胺类。治疗学：抗菌药物。妊娠分类：B。

【指征和剂量】抗菌谱与头孢噻肟相仿，其抗菌活性除铜绿假单胞菌外，多较头孢噻肟略差。头孢哌酮对多数 β-内酰胺酶的稳定性较差，能不同程度地为质粒和染色体介导的 β-内酰胺酶水解。适用于敏感菌引起的上、下呼吸道感染；泌尿道感染；腹膜炎、胆道感染及其他腹腔内感染；皮肤软组织感染；骨和关节感染；妇产科感染等。可预防腹腔、妇科、心血管和矫形手术引起的术后感染。

成人 2~4g/d，分等量 q12h；重度感染可增至 12g/d，分等量 q8h。当接受血液透析时，透析后应给予 1 次剂量。

【制剂】注射剂：每瓶 500mg，1g。

【药动学】本品在前列腺、骨组织、腹腔渗出液、子宫内膜、输卵管等组织和体液中浓度较高，在痰液、耳溢液、扁桃体和上颌窦黏膜亦有良好分布。本品约 40% 从胆汁中排出，胆汁中的浓度为血药浓度的 12 倍。严重肝、肾功能损害患者，血药浓度半衰期将延长。

【作用机制】同头孢噻肟。

【禁忌证】对头孢菌素类药物过敏者禁用。孕妇、哺乳期妇女、新生儿和早产儿慎用。

【相互作用】与氨基糖苷类抗生素联用有抗菌协同作用。与下列药物同时应用可能引起出血：肝素、香豆素、溶栓药、非甾体抗炎镇痛药等。

【不良反应】皮疹发生率约 2.3%；少数患者可出现腹泻、腹痛、嗜酸性粒细胞增多和轻度中性粒细胞减少；个别患者血小板减少，凝血酶原时间延长。

【注意事项】①肝肾功能严重损害患者应调整用药剂量，并进行血药浓度监测，如无此条件，则剂量不应超过 2g/d；②用药期间应进行出血时间、凝血酶原时间监测，并应用维生素 K；③应用本品期间饮酒或接受含乙醇药物或饮料者可出现双硫醒样反应。

【患者用药指导】①用药期间有出血或出血倾向时应立即告知医务人员；②用药期间及停药后 1 周内戒酒及含乙醇药物或饮料。

（四）第三代头孢菌素（口服）

头孢克肟 Cefixime

【商品名或别名】世福素，Cefspan。

【分类】化学：β-内酰胺类。治疗学：抗菌药物。妊娠分类：B。

【指征和剂量】为口服第三代头孢菌素，抗菌谱广，抗菌活性强，尤其对多数肠杆菌科细菌有较强活性，优于头孢克洛、头孢氨苄和头孢羟氨苄。金黄色葡萄球菌、表皮葡萄球菌、肠球菌属及青霉素耐药肺炎球菌一般对本品耐药；铜绿假单胞菌、不动杆菌属、无色杆菌属、黄杆菌属、梭杆菌属等也均耐药；类杆菌属和消化链球菌也多对本品耐药。适用于敏感菌引起的呼吸道、泌尿道、胆道感染，猩红热及耳鼻喉感染。

口服：成人 400mg，qd，或 200mg，bid；治疗单纯性尿路感染用 200mg 单剂即可。儿童 1.5~3mg/（kg·d），分 2 次。

【制剂】胶囊：每粒 50mg、100mg。干糖浆：每包 50mg。

【药动学】本品能分布至扁桃体、上颌窦黏膜、支气管黏膜、痰液和中耳渗出液。在胆囊及胆道的浓度比血清中浓度分别高数倍至数十倍。

【作用机制】同其他第三代头孢菌素。

【禁忌证】对头孢菌素过敏者禁用。对青霉素过敏者、严重肾功能损害者、孕妇、老人和新生儿慎用。

【不良反应】不良反应多为轻、中度和一过性，较常见的有腹泻、恶心、腹痛和粪便性状改变等胃肠道症状以及皮疹、头痛和头晕等，多出现于治疗开始后数日。

【患者用药指导】饮食不影响本品的吸收，故可饭后服用。

（五）第四代头孢菌素

第四代头孢菌素的共同特征：①与第三代头孢菌素相比，增强了抗革兰阳性菌作用，特别对链球菌、肺炎链球菌等有很强活性，少数新品（头孢瑟利）还有较强的抗耐甲氧西林金黄色葡萄球菌（MRSA）活性。②抗革兰阴性菌作用与第三代头孢菌素相似，对弗劳地枸橼酸杆菌、阴沟杆菌都有较强活性，抗铜绿假单胞菌活性与头孢他啶相当。③对染色体介导的和部分质粒介导的 β-内酰胺酶稳定，但可被超广谱 β-内酰胺酶分解。

头孢匹罗 Cefpirome

【商品名或别名】派新。

【分类】化学：β-内酰胺类。治疗学：抗菌药物。妊娠分类：B。

【指征和剂量】对常见重要病原菌的抗菌活性强于第三代头孢菌素，对革兰阴性菌的作用等于或优于头孢他啶，对肠杆菌属、枸橼酸杆菌属、不动杆菌属等有强大的抗菌力。本品对 β-内酰胺酶非常稳定，对铜绿假单胞菌、大肠杆菌、黏质沙雷菌及阴沟杆菌的外膜穿透力强。对革兰阳性球菌的抗菌作用在第四代头孢菌素中最强，但对厌氧菌和耐甲氧西林金黄色葡萄球菌（MRSA）的作用不理想。适用于治疗敏感菌引起的败血症、细菌性心内膜炎、腹膜炎、肺部感染、泌尿道、肝胆及盆腔等处的感染，以及小儿化脓性脑膜炎等。

静脉滴注：成人 2~4g/d，分 2 次用。

【制剂】注射剂：每支 0.5g、1.0g、2.0g。

【药动学】本品在体内的分布浓度以肾脏最高，其次是血浆、肺、脾和肝脏，在胆汁和痰液及化脓性脑膜炎患儿的脑脊液中亦可达有效浓度。

【作用机制】本品能快速穿透革兰阴性菌的细菌外膜，且与青霉素结合蛋白有很高的亲和力，因此能在低浓度时对许多革兰阴性菌和革兰阳性菌有杀伤作用。

【禁忌证】对头孢菌素过敏者禁用。

【不良反应】不良反应发生率为 3.1%，变态反应（皮疹、皮肤瘙痒或发热等）和胃肠道反应（嗳气、呕吐、软便或腹泻等）约各占一半。

头孢克定 Cefclidin

【商品名或别名】头孢立定。

【分类】化学：β-内酰胺类。治疗学：抗菌药物。妊娠分类：B。

【指征和剂量】对绝大多数革兰阴性细菌，特别是肠杆菌科细菌具有很强的抗菌作用，对部分革兰阳性细菌和厌氧菌也有良好抗菌活性。其突出优点是对铜绿假单胞菌的抗菌活性是头孢他啶的 4~16 倍，对洋葱假单胞菌有一定疗效，对嗜麦芽窄食单胞菌作用较弱。但对耐甲氧西林金黄色葡萄球菌（MRSA）、耐甲氧西林表皮葡萄球菌（MRSE）、肠球菌、单核细胞增多性李斯特菌、脆弱拟杆菌及难辨梭状杆菌等无效。适用于敏感菌引起的各种严重感染，如败血症、肺部感染、腹膜炎及胆囊炎。

静脉给药：成人 2g/d，分 2 次。

【制剂】注射剂：每瓶 0.5g。

【药动学】本品在上颌窦、扁桃体、痰液、胆囊、胰液、骨骼肌、皮下组织、女性生殖系统、腹膜及腹水中分布良好。

【作用机制】与头孢吡肟相似。

【禁忌证】对头孢菌素过敏者禁用。

【不良反应】本品的不良反应总发生率为 3.8%。主要有皮疹、药物热、恶心、呕吐、腹泻、头晕；嗜酸性粒细胞增多及 Coombs 试验假阳性等。

三、其他 β-内酰胺类

（一）氧头孢烯类

拉氧头孢 Latamoxef

【商品名或别名】头孢拉他，噻吗灵，Moxalactame。

【分类】化学：β-内酰胺类。治疗学：抗菌药物。妊娠分类：B。

【指征和剂量】对肠杆菌科细菌（聚团肠杆菌除外）抗菌活性强，与头孢他啶、亚胺培南、氨曲南的作用相似；对不动杆菌的作用稍优于头孢哌酮、头孢噻肟和氨曲南，但弱于亚胺培南和头孢他啶；对厌氧菌作用强；对金黄色葡萄球菌作用差；肠球菌对本品耐药。适用于敏感菌引起的呼吸道、泌尿道和外科感染。

成人轻至中度感染 2g/d，重度感染 4g/d，分 2 次静脉滴注或注射；儿童一般 40~80mg/（kg·d），重度感染可增至 150mg/（kg·d），分 2~4 次给药。

【制剂】注射剂：每瓶 0.5g、1g。

【药动学】本品的消除半衰期为 2.3h。可分布至胆汁、肺、痰液、脑脊液、腹水、脐带血、羊水、子宫及附件等各种体液和组织中。乳汁中几乎不出现。本品在体内不代谢，主要经肾脏排泄，24h 内给药量的 67%～87% 从尿中排出。

【作用机制】本品作用机制是与细胞内膜上的靶位蛋白结合，使细菌不能维持正常形态和正常分裂繁殖，最后溶菌死亡。

【禁忌证】对头孢菌素过敏者禁用。对青霉素过敏者、肾功能不全者、孕妇及哺乳期妇女慎用。

【相互作用】①与庆大霉素联用对铜绿假单胞菌及金黄色葡萄球菌有协同作用，但不能在同一注射器或容器内混合；②与肝素或阿司匹林等合用可增加出血倾向；③与强利尿剂合用可增加肾毒性。④不可与甘露醇注射液配伍。

【不良反应】较轻微，主要有皮疹、皮肤瘙痒、恶心、呕吐、腹泻及一过性丙氨酸转氨酶（ALT）、天冬氨酸转氨酶（AST）升高。

【注意事项】老年患者宜调低剂量或延长给药间隔。

（二）单环类

氨曲南 Aztreonam

【商品名或别名】君刻单，Azactam。

【分类】化学：β-内酰胺类。治疗学：抗菌药物。妊娠分类：B。

【指征和剂量】为窄谱抗生素，对大多数肠杆菌科细菌的抗菌活性与第三代头孢菌素相似或略强；对铜绿假单胞菌的作用与头孢哌酮、阿米卡星和哌拉西林相似，不及头孢他啶；对聚团肠杆菌、枸橼酸杆菌、阴沟肠杆菌、不动杆菌及军团菌的作用较差；肠球菌、梭状芽孢杆菌及脆弱类杆菌对本品耐药。适用于敏感革兰阴性菌引起的复杂性尿路感染、下呼吸道感染、败血症、胆道及腹腔感染、盆腔感染、骨及关节感染、中枢神经系统感染等，亦用于医院内感染和免疫缺损患者的感染。

肌内注射、静脉注射或静脉滴注：成人一般性感染 3～4g/d，分 2～3 次给药；严重感染 6～8g/d，分 3～4 次给药；儿童一般性感染 30～50mg/kg，严重感染 80～120mg/kg，分 3～4 次给药。

【制剂】注射剂：每支 0.5g。

【药动学】本品肌内注射后 1h 血药浓度达峰值，$t_{1/2}\beta$ 为 1.5～2h，血浆蛋白结合率为 45%～60%，肾排出率为 70%。本品在肾脏、肝脏、心脏、胆囊、骨、输卵管、卵巢、子宫内膜和前列腺等组织，以及胆汁、胸腹膜液、心包液、支气管液、羊水、唾液和脑脊液等体液中均可达到有效浓度。

【作用机制】本品通过与革兰阴性需氧菌细胞膜 PBP3 的高度亲和而抑制细胞壁的合成。本品不诱导细菌产生 β-内酰胺酶，并对大多数 β-内酰胺酶高度稳定。

【禁忌证】对本品或 L-精氨酸过敏者禁用。对青霉素和头孢菌素类药物过敏者、孕妇、9 个月龄以下儿童慎用。

【相互作用】与头孢拉定、甲硝唑和万古霉素有配伍禁忌。

【不良反应】发生率低，主要有恶心、呕吐等胃肠道反应和皮疹、皮肤瘙痒等变态反应。静脉给药偶见静脉炎和血栓性静脉炎。

【注意事项】肾功能不全者需调整剂量；对用药后发生腹泻者应警惕伪膜性肠炎的可能。

【患者用药指导】哺乳期妇女应暂停哺乳。

(三) 碳青霉烯类

亚胺培南/西司他丁 Imipenem/Cilastatin

【商品名或别名】泰能，Tienam。

【分类】化学：硫霉素脒基类衍生物/肾脱氢肽酶抑制剂。治疗学：抗菌药物。妊娠分类：C。

【指征和剂量】为广谱抗生素，具有强力的抑制细胞壁合成的能力和对抗多种 β-内酰胺酶降解的能力，可杀灭大多数常见的革兰阳性和革兰阴性的需氧和厌氧病原菌，以及对多种其他 β-内酰胺抗生素耐药的细菌。但耐氨苄西林的屎肠球菌、耐甲氧西林金黄色葡萄球菌（MRSA）及嗜麦芽窄食单胞菌等对本品耐药。适用于需氧与厌氧菌的混合感染及病原菌未明的重症感染。

成人轻度感染：250mg，q6h，总量 1g/d；中度感染：0.5~1g，q8~12h，总量 1.5~2g/d；严重的敏感菌感染：500mg，q6h，总量 2g/d；由不敏感菌引起的严重、致命性感染：1g，q6~8h，总量 3~4g/d。

【制剂】静脉滴注粉剂：每瓶含亚胺培南 500mg 和西司他丁 500mg。

【药动学】亚胺培南在血液循环中不被破坏，可广泛分布于肺、痰液、扁桃体、上颌窦、乳突、肾、前列腺、女性生殖道、腹腔渗出液及创口引流处。

【作用机制】泰能含有两种成分：亚胺培南是硫霉素的衍生物，其抗菌谱较其他抗生素广泛；西司他丁是一种肾去氢肽酶抑制剂，可阻断亚胺培南在肾脏的代谢，继而增加尿液中未经改变的亚胺培南的浓度，起到协同增效作用。

【禁忌证】对本品过敏者和处于严重休克或有心脏传导阻滞患者禁用。对青霉素和头孢菌素过敏者、老年人及中枢神经系统感染者、孕妇和哺乳期妇女、有癫痫史或有癫痫诱发因素者慎用。

【相互作用】有报道显示，本药与丙氧鸟苷合用可引起癫痫发作；本品不可与含乳酸钠的溶液配伍，亦不可与氨基糖苷类抗生素混合注射。

【不良反应】①消化道反应如恶心、呕吐、腹泻；②短暂性血清丙氨酸转氨酶（ALT）升高；③偶见静脉炎或白细胞减少；④二重感染；⑤诱发癫痫，主要见于原有中枢神经系统感染、肾功能损害、老年人、药物剂量较大等情况。

四、氨基糖苷类

氨基糖苷类抗生素的共同特征：①水溶性好，性质稳定；②抗菌谱广，对葡萄球菌属、需氧革兰阴性杆菌均具良好抗菌活性，某些品种对结核分枝杆菌及其他分枝杆菌属亦有良好作用，其作用在碱性环境中较强；③对细菌的作用机制主要为抑制蛋白质的合成；④细菌对不同品种之间有部分或完全性交叉耐药；⑤与人血清蛋白结合率低，大多低于10%；⑥具有不同程度的肾毒性和耳毒性，后者包括前庭功能损害或（和）听力减退，并可有神经肌肉接头的阻滞作用；⑦胃肠道吸收差，注射给药后大部分经肾脏以原型排出。肾功能减退时其血清半衰期显著延长，因此采用时应根据肾功能损害的程度调整给药方案。⑧本类药物在药动学分类上属于浓度依赖性抗生素，AUC/MIC 和 Peak/MIC 是与临床治疗结果相关性最好的参数。此外，本类药物对革兰阴性杆菌还有较明显的抗生素后效应（PAE）。

链霉素 Streptomycin

【分类】化学：氨基糖苷类。治疗学：抗菌药物。妊娠分类：D。

【指征和剂量】对结核杆菌有强大抗菌作用；对许多革兰阴性杆菌如大肠杆菌、肺炎杆菌、肠杆菌属、沙门菌属、志贺菌属、布鲁菌属、巴斯德杆菌属等也具抗菌作用；脑膜炎球菌和淋球菌对本品亦敏感。本品对金黄色葡萄球菌等多数革兰阳性球菌的抗菌活性差；在常用剂量时对肠球菌属无抗菌作用；各组链球菌、铜绿假单胞菌和厌氧菌对本品耐药。目前仍为抗结核的一线药物之一，还用于鼠疫、布鲁菌病及肠球菌或草绿色链球菌性心内膜炎的治疗。

肌内注射最常用。成人 0.75~1.5g/d，分 1~2 次；严重感染者可增至 2g/d，但不宜超过 1 周。40 岁以上患者需较长时间应用链霉素时（如结核病），以 0.75g/d 为宜。

【制剂】注射剂：每支 0.75g、1.0g、2.0g。水针剂：每支 0.25g/1mL、0.5g/2mL。

【药动学】本品很容易渗入腹腔和胸腔，当胸膜和腹膜有炎症时该药浓度几与血清药物浓度相等；常用剂量时药物可渗入结核性干酪样病灶中；可通过胎盘进入胎儿循环，羊水及胎儿血药浓度约为母体血药浓度之半。链霉素不易透过血脑屏障，正常脑脊液中药物浓度极低，即使在脑膜有炎症时仍不能达到有效浓度。

【作用机制】本品主要作用于细菌体内的核糖体，抑制细菌蛋白质的合成，并破坏细菌细胞膜的完整性，达到杀菌目的，属于静止期杀菌剂。

【禁忌证】对本品过敏者禁用。

【相互作用】本品遇酸碱可灭活，钙、镁离子、氯化物、磷酸盐、乳酸盐和枸橼酸盐可使本品活性降低。

【不良反应】①变态反应：以皮疹、发热、嗜酸性粒细胞增多较为多见。少数可发展为剥脱性皮炎。本品也可导致过敏性休克，部分患者可能在特异性体质基础上发生。②毒性反应，主要有：a. 耳毒性。是链霉素最常见而严重的毒性反应，以对前庭的损害较多见。主要症状为眩晕、头晕，急骤动作可引起恶心、呕吐。耳蜗损害一般发生较迟，常在用药数月后或停药后发生。高频听力常先受累，主要症状为耳鸣与听力减退，严重者可致聋。有报道家族性易感体质者应用小剂量链霉素（0.2~3g）即可造成明显听力损害。b. 肾脏损害。可引起肾脏轻度损害，如出现蛋白尿、管型尿等。少数患者可有肾功能减退，但停药后可恢复。③神经肌肉阻滞作用：一般发生于胸腔或腹腔内给药后。④局部刺激：肌内注射处可有疼痛、肿胀。⑤骨髓抑制及其他：白细胞减少较多见，偶可发生粒细胞减少、血小板减少或再生障碍性贫血。其他偶可发生多毛症、结膜炎、唇指感觉异常、关节痛、中毒性脑病、高血压等。

【注意事项】①抗结核治疗时如与异烟肼、利福平联用，可延缓耐药菌株的产生；②因不易透过血脑屏障，故不宜用于中枢神经系统感染的治疗；③用药期间出现肾功能减退时，本品剂量应减少或停用。

【患者用药指导】本品用后可引起胎儿听力减退，故孕妇应不用或慎用。用药期间出现持续耳鸣及耳部饱满感是听力受损的先兆，此时立即停药可防止耳聋的发生。

庆大霉素 Gentamicin

【分类】化学：氨基糖苷类。治疗学：抗菌药物。妊娠分类：D。

【指征和剂量】对各种肠杆菌科细菌如大肠杆菌、肺炎杆菌及其他克雷伯菌属、变形杆菌属、沙门菌属、志贺菌属、肠杆菌属及铜绿假单胞菌等均有良好抗菌作用，其 MIC 在不同地区有较大差异，主要与当地应用本品的普遍程度有关。除铜绿假单胞菌以外的假单胞菌属大多耐药。金黄色葡萄球菌和表皮葡萄球菌的甲氧西林敏感菌株约 80% 可为本品所抑制，但其中的甲氧西林耐药株则多数对本品耐药。肠球菌属对本品大多耐药。炭疽杆菌、白喉杆菌、放线菌属则多数敏感。本品对肺炎支原体具有一定抗菌活性，对结核杆菌、真菌等无效。适用于敏感菌引起的各种感染，如铜绿假单胞菌感染、粒细胞减少者的感染、严重的腹腔或盆腔感染以及细菌性心内膜炎。由于耐药菌株的增多，目前本品多与青霉素类或头孢菌素类抗生素联合应用。

①肌内注射：成人 80mg，q8h；严重感染 5mg/（kg·d），分 2~3 次注射。②静脉滴注：对于严重感染或败血症患者，特别当伴有休克或出血倾向时，可采用静脉滴注，剂量与肌内注射相同，gd 或分 2~3 次使用。③口服：成人 240~260mg/d，儿童 10~15mg/（kg·d），分 4 次服，用于肠道感染或肠道手术前准备。④局部疗法：庆大霉素超声气溶吸入用 0.1% 溶液，每次 5~10mL。

【制剂】注射剂：每支 20mg（2 万 U）/1mL、40mg（4 万 U）/1mL、80mg（8 万 U）/2mL。片剂：每片 20mg、40mg。

【药动学】本品在体内主要分布于细胞外液，可渗入胸腔、腹腔和心包、胆汁及滑膜腔液中，浓度为血药浓度的 10%~50%。也可通过胎盘进入胎儿循环，羊水中药物浓度为母体血药浓度的 1/3~2/3。淋巴结和肌肉组织中的药浓度与血清中者相仿。与其他氨基糖苷类药物相同，本品亦不易透过血脑屏障，脑膜炎患者脑脊液中药物浓度仍低于有效治疗浓度。

【作用机制】同链霉素。

【禁忌证】对本品过敏者禁用。孕妇和老年人应不用或慎用。

【相互作用】本品若与 β-内酰胺类抗生素同瓶用药，可降低后者的抗菌活性。

【不良反应】与链霉素相似。

【注意事项】①本品耳内滴用可引起前庭功能损害和听力减退；②外伤或炎症局部用药更易导致细菌耐药性，应尽量避免；③肾功能减退患者用量应按肾功能调整。

【患者用药指导】用药期间如出现头晕、耳鸣等症状，应立即告知医生，以便及时判断和处理。

五、大环内酯类

大环内酯类抗生素的特点：①通过作用于细菌等病原体的 70S 系统中的核蛋白体 50S 亚单位，阻碍其蛋白质的合成而发挥抗菌作用，属速效抑菌剂；②在碱性环境中抗菌活性增强；③以红霉素为代表的第一代大环内酯类抗生素的抗菌谱窄，主要是需氧革兰阳性菌，且口服不耐酸、不易透过血脑屏障、胃肠道反应重、耐药情况常见；④克拉霉素等第二代大环内酯类抗生素对胃酸稳定、血药浓度提高、半衰期延长，组织渗透性好；⑤第二代大环内酯类抗生素的抗菌谱拓宽，增加了若干新的适应证。⑥药动学分类属于非浓度依赖性（即时间依赖性）抗生素，T>MIC 是其与临床治疗结果相关性最佳的参数。此外，本类药物对革兰阴性杆菌还有较明显的抗生素后效应（PAE）。

红霉素 Erythromycin

【商品名或别名】福爱力，新红康，Eromycin。

【分类】化学：红霉素类。治疗学：抗菌药物。妊娠分类：B。

【指征和剂量】是第一代 14 元环大环内酯类抗生素的代表性药物，对金黄色葡萄球菌、表皮葡萄球菌、各组链球菌和革兰阳性杆菌均具较强的抗菌活性，对某些革兰阴性菌如脑膜炎球菌、淋球菌、流感杆菌、百日咳杆菌、布鲁菌属等有抗菌作用，对部分耐青霉素的葡萄球菌属有一定的抗菌活性，对军团菌属、胎儿弯曲菌、某些螺旋体及非典型肺炎的病原体如肺炎支原体及肺炎衣原体也有良好作用。但由于本品在临床的广泛应用，细菌耐药性已比较严重，葡萄球菌、肺炎球菌和 β 溶血性链球菌均出现耐药株。目前仍适用于由敏感菌引起的各种感染。常作为青霉素过敏患者的替代治疗药物。还是治疗军团菌病和空肠弯曲菌肠炎的首选药物。

口服：成人 0.75~1.5g/d，分 3~4 次服用；儿童 20~40mg/（kg·d），分 3 次服用。静脉滴注：成人和儿童均为 20~30mg/（kg·d），分 2 次给药。

【制剂】片剂（肠衣片）：每片 100mg、250mg。粉针剂：每瓶 0.25g、0.3g、0.5g。

【药动学】本品能广泛分布到人体组织和体液中，在扁桃体、中耳、肺组织、痰液、胸腹水、前列腺液中均能达到有效浓度；不能透过血脑屏障，但当脑膜有炎症时，少量药物可进入脑脊液中；可通过胎盘进入胎儿；在中性粒细胞、淋巴细胞内的浓度为细胞外的 4~5 倍。

【作用机制】作用于 50S 亚单位，通过阻断转肽作用和 mRNA 位移而抑制细菌蛋白质的合成。

【禁忌证】对本品过敏者禁用。

【相互作用】①本品可抑制卡马西平的代谢，使后者血药浓度提高而发生毒性反应；②可拮抗氯霉素和林可霉素的抗菌活性；③可使华法林的清除率降低，导致凝血酶原时间延长；④可使氨茶碱的肝清除减少，血药浓度增高，增加毒性反应；⑤使地高辛的还原减少，易引起洋地黄中毒；⑥与环孢素合用，可增加环孢素的血浓度，故要调整其剂量。

【不良反应】①消化道反应较多，如恶心、呕吐、上腹不适及腹泻；②静脉给药易引起血栓性静脉炎；③应用红霉素酯化物可引起肝损害；④可有皮疹和药物热；⑤罕见溶血性贫血、间质性肾炎和急性肾功能衰竭。

【注意事项】①因本品在脑脊液和尿液中的浓度低，故不适用于中枢神经系统感染和尿路感染；②静脉滴注时加入少量糖皮质激素可减轻本品对静脉的刺激；③可致肝毒性，目前临床已较少使用；肝肾功能不全者应慎用。

【患者用药指导】一般以空腹给药为宜。

克拉霉素 Clarithromycin

【商品名或别名】甲红霉素、克拉仙、诺邦、圣诺得。

【分类】化学：红霉素类。治疗学：抗菌药物。妊娠分类：C。

【指征和剂量】属第二代 14 元环大环内酯类抗生素。对革兰阳性菌的抗菌活性优于红霉素，为大环内酯类中作用最强者；在体内对流感杆菌的抗菌活性较红霉素增高；对嗜肺军团菌、肺炎衣原体、解脲脲原体、沙眼衣原体、肺炎支原体的抗菌活性为红霉素的数倍，且对前三者的作用为大环内酯类中最强；对幽门螺杆菌、厌氧菌、包柔螺旋体以及鸟分枝杆菌也具有抑制作用。主要用于上述敏感病原体引起的各类感染。

口服：成人 200～500mg/d，分 2 次服；儿童 7.5mg/（kg·d），分 2～3 次服。

【制剂】片剂：每片 200mg、250mg。膜衣片：每片 250mg、500mg。胶囊：每粒 200mg。

【药动学】本品对酸稳定，使其抗菌活性增强，也决定了其优良的药动学特性。能广泛分布于除中枢神经系统以外的组织（如扁桃体、鼻黏膜、肺和支气管、皮肤）和体液（如唾液）中，组织内浓度为同期血药浓度的 2～6 倍。

【作用机制】与红霉素相同。

【禁忌证】对本品和其他大环内酯类有过敏史者，严重肝功能不全者，孕妇，有心律失常、心动过速、Q-T 间期延长、缺血性心脏病、充血性心力衰竭者，水电解质紊乱者，服用特非拉定者禁用。哺乳期妇女和小儿慎用。

【相互作用】与红霉素相似。

【不良反应】主要为胃肠道反应，个别患者可出现头痛、耳鸣等神经系统症状及皮疹、皮肤瘙痒等过敏反应，也可出现血清丙氨酸转氨酶（ALT）一过性升高等检验异常。对照研究中，克拉霉素的不良反应总发生率及因不良反应而停药者均低于红霉素。

【注意事项】①老年人或轻度肾功能减退者不需减量；②肝功能不全和严重肾功能损害者慎用；③对衣原体的治疗疗程必要时可延长至 14d 以上；④静脉滴注速度不宜过快。

【患者用药指导】可在餐后服用。

第二节　化学合成抗菌药

一、氟喹诺酮类

氟喹诺酮类抗菌药物的特点：①抗菌谱广，尤其对革兰阴性杆菌杀菌作用强；对沙眼衣原体、肺炎支原体、解脲脲原体和人型支原体等病原微生物有一定的抑制或杀灭作用；③部分品种对结核分枝杆菌和其他分枝杆菌有一定抗菌作用，可作为二线抗结核药物；④体内分布广，在组织和体液中的药物浓度高，可达抑菌或杀菌水平；⑤多数药物既能口服，又能静脉注射，便于施行序贯疗法；

⑥血浆消除半衰期较长，每日仅需给药 1~2 次；⑦肠杆菌科等细菌对本类药物已出现耐药株，并呈上升趋势，且不同品种之间存在交叉耐药；⑧本类药物在药动学分类上属于浓度依赖性抗生素，AUC/MIC 和 Peak/MIC 是与临床治疗结果相关性最好的参数。此外，本类药物对革兰阴性杆菌还有较明显的抗生素后效应（PAE）。

诺氟沙星 Norfloxacin

【商品名或别名】氟哌酸，Floxacin。

【分类】化学：喹诺酮类。治疗学：抗菌药物。妊娠分类：C。

【指征和剂量】对革兰阴性细菌，如大肠杆菌、变形杆菌、痢疾志贺菌、伤寒沙门菌有较好的抗菌作用。适用于由敏感菌引起的泌尿道、肠道和胆道感染的治疗。

口服：成人 600~800mg/d，分 2~3 次服。

【制剂】片剂：每片 100mg。胶囊：每粒 100mg。

【药动学】吸收后可广泛分布于多种体液和组织中，在肾组织和前列腺中的药物浓度分别是同期血约浓度的 6.6 倍和 1.7 倍。

【作用机制】本品作用于细菌的 DNA 促旋酶，阻碍细菌的 DNA 复制。

【禁忌证】对本品过敏者、幼儿、孕妇及哺乳期妇女禁用。儿童、肝肾功能不全者慎用。

【相互作用】①本品与茶碱类、咖啡因和口服抗凝药等药物同用，可抑制后者在肝脏的代谢；②不宜与阿的平和 H_2 受体阻滞剂合用；③与制酸剂同用可减少本品自胃肠道的吸收；④与苯醋酸类或联苯丁酮酸等非皮质激素类消炎镇痛药合用，可加重本品的中枢神经系统兴奋作用，甚至引起惊厥。

【不良反应】较为常见的有：①胃肠道反应，如恶心、呕吐、纳差、上腹不适等；②变态反应：如皮疹等；③白细胞减少及一过性丙氨酸转氨酶（ALT）升高；④可影响未成年动物的软骨发育。

【患者用药指导】宜空腹或半空腹时口服。

培氟沙星 Pefloxacin

【商品名或别名】甲氟哌酸，培福新，万辅，Pelox。

【分类】化学：喹诺酮类。治疗学：抗菌药物。妊娠分类：C。

【指征和剂量】抗菌谱与诺氟沙星相仿，且对细胞内感染的细菌如分枝杆菌、支原体及衣原体等有杀灭作用。适用于敏感菌引起的各种较严重的感染。

口服：成人 600~800mg/d，分 2 次服。首剂量加倍，可迅速达到有效浓度。静脉滴注：成人 800mg/d，分 2 次给药。

【制剂】片剂：每片 200mg、400mg。粉针剂：每瓶 400mg。注射液：每支 400mg/5mL。

【药动学】本品在体内广泛分布，在痰液、前列腺、心瓣膜和骨组织中可达治疗浓度，当脑膜有炎症时，脑脊液中浓度可达血药浓度的 60%。肾功能不全对本品的血药浓度影响不大，但严重肝病患者的药物半衰期延长。

【作用机制】与诺氟沙星相同。

【禁忌证】对本品或其他氟喹诺酮类药物过敏者、幼儿、孕妇、哺乳期妇女及 6-磷酸葡萄糖脱氢酶缺乏者禁用。肝功能异常者、中枢神经系统疾病患者慎用。

【相互作用】避免与茶碱、氢氧化铝和含镁抗酸剂同时应用。

【不良反应】与诺氟沙星相似，还可发生光敏反应，如光敏性皮炎等。

【注意事项】用药期间避免日光和紫外线的照射。

【患者用药指导】宜进餐时服用本品。

二、呋喃类

呋喃妥因 Nitrofurantoin

【商品名或别名】呋喃咀啶。

【分类】化学：硝基呋喃类。治疗学：抗菌药物。妊娠分类：B。

【指征和剂量】对革兰阴性杆菌如大肠杆菌等有一定抗菌活性，但其血药浓度一般都低于常见致病菌的 MIC，故主要适用于下尿路感染和慢性菌尿症的治疗及预防，对部分肠球菌属和葡萄球菌属也有效。

口服：成人 100mg，q6h；用于尿路感染长期抑菌治疗时，50~100mg，qn。

【制剂】片剂：每片 50mg、100mg。

【药动学】本品血药浓度低，消除半衰期仅 20min，唯尿中浓度较高，服药后 30min 即有 40% 的原型药从尿中排出。

【作用机制】本品通过干扰细菌氧化还原酶系统而发挥抗菌作用。

不易产生耐药。

【禁忌证】以下情况禁用：①对呋喃类药物过敏者；②肾功能不全患者；③新生儿；④6-磷酸葡萄糖脱氢酶缺乏者；⑤周围神经疾病患者。老年人慎用。

【相互作用】不宜与碳酸氢钠合用以免失效。

【不良反应】①胃肠道反应：恶心、呕吐、纳差等；②变态反应：皮疹、药物热、嗜酸性粒细胞增多等；③粒细胞减少；④神经系统反应：头痛、头晕、嗜睡、肌痛等；⑤偶见黄疸及丙氨酸转氨酶（ALT）升高；⑥长期服用者极少数可发生间质性肺炎和肺纤维化。

【患者用药指导】用药期间如出现尿色深如浓茶，或皮肤、巩膜黄染应立即告知医生，以便准确判断病情及时处理。

呋喃唑酮 Furazolidone

【商品名或别名】痢特灵。

【分类】化学：硝基呋喃类。治疗学：抗菌药物。妊娠分类：B。

【指征和剂量】对志贺菌属、沙门菌属、肺炎杆菌、金黄色葡萄球菌、粪肠球菌、霍乱弧菌、弯曲菌属、类杆菌属等有一定抗菌活性，对毛滴虫和贾第鞭毛虫也有一定作用。主要用于胃肠道感染的治疗。

口服：成人300mg/d，分3次服用。

【制剂】片剂：每片100mg。

【药动学】本品口服吸收率仅5%，血药浓度低，但在肠道内可保持较高的药物浓度。

【作用机制】与呋喃妥因相似。

【禁忌证】对呋喃类药物过敏者禁用。小儿及肝功能异常者慎用。

【相互作用】与三环类抗抑郁药合用可引起急性中毒性精神病。

【不良反应】与呋喃妥因类似，此外可有双硫醒样反应。

【患者用药指导】本品治疗量与中毒量比较接近，成人不宜超过400mg/d。

三、硝基咪唑类

甲硝唑 Metronidazole

【商品名或别名】灭滴灵，麦斯特，甲硝哒唑。

【分类】化学：硝基咪唑类。治疗学：抗菌药物。妊娠分类：B。

【指征和剂量】在体内外对革兰阴性和阳性厌氧菌均具良好抗菌作用，其中包括脆弱类杆菌及难辨梭菌等。放线菌属、乳酸杆菌属、丙酸杆菌对本品多呈耐药。所有需氧菌均耐药。主要适用于：①厌氧菌感染的治疗包括由敏感菌引起的腹腔和盆腔感染、牙周脓肿、鼻窦炎、骨髓炎、脓毒性关节炎、脓胸、肺脓肿等，以及联合抗需氧菌抗菌药治疗厌氧菌与需氧菌所致的混合感染；可用于脆弱类杆菌等引起的脑膜炎和脑脓肿；口服也可用于难辨梭菌所致的伪膜性肠炎。②外科手术后厌氧菌感染的预防：本品与广谱青霉素类或氨基糖苷类抗生素联合可用于：经阴道子宫切除术、阑尾穿孔切除术、小肠远端及直肠手术、腹腔穿刺伤及复杂外伤、闭塞性脉管炎的截肢术等。③本品尚可用于治疗肠道及肠外阿米巴病（阿米巴肝脓肿、胸膜阿米巴病等），也可治疗阴道滴虫病、贾第鞭毛虫病和皮肤利什曼病等。

①厌氧菌感染：静脉给药首次剂量为 15mg/kg，维持量为 7.5mg/kg，每 8～12h 静脉滴注。口服剂量为 0.6～1.2g/d，分 3 次服用，疗程 7～10d。②阿米巴病：成人 0.4g，tid，口服，肠阿米巴病疗程 7d，肠道外阿米巴病为 20d。③滴虫病：成人 0.2g，qid，疗程 7d。④贾第鞭毛虫病：成人 0.4g，tid，疗程 5～10d。⑤预防术后厌氧菌感染：手术中及手术后各静脉滴注 0.5g。

【制剂】片剂：每片 0.2g、0.5g。注射液：每瓶 0.1g/20mL、0.5g/100mL。

【药动学】本品口服吸收迅速而完全。通常 1～2h 可达血药峰值，消除半衰期为 5～10h，蛋白结合率约 10%。药物在体内分布广，在胎盘、胆汁及脑膜无炎症时脑脊液中的浓度为同期血药浓度的 40%。脑膜有炎症时，脑脊液中药物浓度可达血药浓度的 90% 以上。在唾液、脓液、胸水、前列腺、精液、牙槽骨中均可达有效浓度。药物经肾的排泄率为 60%～75%，其中约 20% 以原型由尿排出。此外，本品在药动学分类上属于浓度依赖性抗生素，AUC/MIC 和 Peak/MIC 是与临床治疗结果相关性最好的参数。

【作用机制】抗厌氧菌的机制为：本品的硝基可被厌氧菌细胞内的铁硫蛋白还原，产生细胞毒物质，抑制了敏感菌的脱氧核糖核酸合成，使细菌死亡。获得性耐药很少发生，最多的是类杆菌，其耐药发生率为万分之一。抗原虫的机制为：本品可选择性地进入原虫体内，抑制原虫的氧化还原反应，使原虫的氮链发生断裂而死亡。

【禁忌证】禁用于：①对本品过敏者；②孕妇及哺乳期妇女；③有现症中枢神经系统疾病的患者。过敏体质及血液病患者慎用。

【不良反应】①消化道反应：最为常见，如口腔金属味、恶心、呕吐、厌食、腹泻、腹痛等，剂量大、疗程长者反应明显增多；②神经系统反应：如头痛、眩晕等，偶有感觉异常、肢体麻木、共济失调和多发性神经炎等；③变态反应：如荨麻疹，皮肤潮红、瘙痒等；④排尿困难与黑尿；⑤偶有双硫醒样反应及粒细胞减少。停药后各种不良反应可自行消退。

【注意事项】①有神经系统反应时应及时停药；②肝脏疾病患者或肾功能不全者需减量或延长给药间期。

【患者用药指导】服用药物期间避免饮酒或含乙醇饮料。

第三节　抗病毒药

金刚烷胺 Amantadine

【商品名或别名】金刚胺，三环癸胺，Virofral。

【分类】化学：三环癸烷衍生物。治疗学：抗病毒。妊娠分类：C。

【指征和剂量】主要用于甲型流感的防治，对乙型流感无效。

治疗剂量：成人 100mg，bid；儿童 2.0~3.0mg/（kg·d），分次口服。疗程为 5~7d，最长不超过 10d。预防剂量：100mg/d，服用时间为整个流行期（通常为 4~8 周）；接受疫苗者服用至少 2 周。

【制剂】片剂：每片 100mg。

【药动学】本品口服吸收完全，给药后 2~4h 可达血药峰值。药物分布可浓集在鼻分泌物、唾液及肺组织中，其浓度接近血药浓度。脑脊液的浓度为血药浓度的一半。药物可分泌至乳汁中。本品在体内不被代谢，几乎全部以原型经肾脏排出。半衰期为 12~18h，老年人随年龄增长而伴随肾脏功能减退，药物的半衰期可延长 2 倍以上。

【作用机制】本品主要通过阻止病毒的吸附、脱壳及其核酸的释放而产生抗病毒作用。在低浓度时能够特异性地抑制甲型流感病毒，高浓度时在体外显示对乙型流感病毒、风疹病毒等有抑制作用。本品的作用无宿主特异性，其敏感性决定于病毒基因片段 7 编码的 M 蛋白。

【禁忌证】癫痫及精神病患者、孕妇、哺乳期妇女禁用。中枢神经系统疾病、动脉硬化、有肾功能损害者慎用。

【相互作用】与抗胆碱药物同时使用可出现急性精神症状。与左旋多巴合用有协同作用。不宜与抗癫痫药物、中枢兴奋药如咖啡因、苯丙胺等合用。

【不良反应】 常见的症状有头痛、失眠、发音不清、共济失调、纳差、腹泻、皮疹等。长期服用可引起视网膜炎、直立性低血压等，个别患者出现充血性心力衰竭、尿潴留、视力丧失等。不良反应多出现在用药后的第 1 周停药后反应即可消失。

【注意事项】 血药浓度在 1.0~5.0mg/L 时，可出现精神紊乱、谵妄、幻觉、癫痫样症状，甚至昏迷等。

【患者用药指导】 本品应在发病的 24~48h 内服用，否则无效。使用本品后有 50% 的患者发热及其他症状持续时间缩短 1~2d，并且病毒的排出量减少。预防服用可阻止 50%~90% 的接触者发病，尤其是老年人或有基础病患者（如心血管疾病、肺部疾病、神经肌肉疾病及免疫缺陷者等）。

金刚乙胺 Rimantadine

【商品名或别名】 甲基金刚烷胺。

【分类】 化学：三环癸烷衍生物。治疗学：抗病毒。妊娠分类：C。

【指征和剂量】 防治甲型流行性感冒。

治疗剂量：成人 100mg/d，分 1~2 次口服，疗程 5~7d。

【制剂】 片剂：每片 100mg。

【药动学】 本品的抗甲型流感病毒的作用比金刚烷胺强 2~4 倍，且抗病毒谱广。药物的体内代谢过程与金刚烷胺相似，其半衰期为 24~36h，口服给药后仅 30% 左右的药物以原型从尿中排出。

【作用机制】 与金刚烷胺相同。

【禁忌证】【相互作用】【不良反应】【注意事项】【患者用药指导】 参见金刚烷胺。

第三章 心血管系统药

第一节 β受体阻滞剂

β受体阻滞剂可以减慢心率、降低心肌的收缩力、降低血压和减少心脏做功；其通过延缓窦房结和房室结的传导，"钝化"刺激因素（如运动）对心率的加速反应。β受体阻滞剂降低心肌自律性的作用可以归因于他的Ⅱ类抗心律失常作用。由于负性肌力和变时作用，它可以降低心排血量。应用β受体阻滞剂后的早期，外周血管阻力增加，系因其减弱了拮抗α受体介导的血管收缩作用，但尔后趋向于恢复正常。

β受体阻滞剂能阻断交感神经的刺激作用，在预防和治疗心血管疾病上的有益影响已经得到普遍的承认。β受体阻滞剂是一大家族，每一种类型的β受体阻滞剂在心脏选择性、内源拟交感活性以及脂溶性方面均有差别，而这些特点会影响各种β受体阻滞剂的药理特点、治疗效果和耐受性。

心脏选择性β受体阻滞剂如美托洛尔、阿替洛尔、醋丁洛尔等优先与心脏的β_1受体结合，同时也与主要分布于外周血管和支气管的β_2受体结合。但此种选择性见于小剂量，而非大剂量。具有内源性拟交感活性的β受体阻滞剂如吲哚洛尔有部分激动作用，而高度脂溶性的β受体阻滞剂如普萘洛尔和拉贝洛尔等较易在肝脏灭活，其血浆半衰期短，在中枢神经系统中的浓度较高。

醋丁洛尔 Acebutolol

【商品名或别名】醋丁酰心安，莫尼坦，Monitan，Sectral。

【分类】化学：选择性心脏β_1受体阻滞剂。治疗学：抗高血压、Ⅱ类抗心律失常药物。妊娠分类：B。

【指征和剂量】①治疗高血压：成人首剂400mg，qd，或200mg，bid，通常剂量为200~800mg，qd。对于严重高血压或一般剂量不能很好控制者剂量可增至600mg，bid。②治疗室性期前收缩：成人首剂200mg，bid，通常剂量为600~

1200mg/d。剂量调整：老年人最大剂量 800mg，qd。肌酐清除率低于 50mL/min 者用半量，低于 25mL/min 者用 1/4 量。

【制剂】片剂：每片 100mg。

【作用机制】抑制心脏 β_1 受体的激动，降低心脏兴奋性、心率、心排血量和心肌氧需求量。还降低肾素的释放而降低血压。该药抑制窦房结的自律性和房室结传导，减少房室异位心律。通过降低心肌氧需求量能减轻心肌缺血。大剂量时，会抑制肺部的 β_2 受体的激动导致支气管痉挛。

【禁忌证】心源性休克，非快速性心律失常所致心衰，对醋丁洛尔过敏者，严重心衰，Ⅱ度和Ⅲ度房室传导阻滞，严重心动过缓。

【相互作用】①与 α 受体激动剂、鼻充血解除剂合用，有增加高血压的危险。②与铝盐、巴比妥类、钙盐、考来烯胺、降脂树脂 2 号、吲哚美辛、青霉素、利福平、水杨酸盐、苯磺唑酮合用有降低降压的效果。③与抗胆碱能药、甲基多巴、哌唑嗪、利舍平合用有增加心动过缓和（或）低血压的危险。④与 β_2 受体激动剂、茶碱合用会降低支气管扩张程度。⑤与氟卡尼合用可能增加两者的治疗效果和不良反应。⑥与麦角碱合用增加外周缺血和坏疽的危险。⑦与利多卡因合用可能增加血清利多卡因水平，导致中毒。⑧与口服避孕药、奎尼丁合用可能增加血清醋丁洛尔水平。⑨与磺酰脲类合用可能降低降糖效果。⑩与维拉帕米合用会增加对心脏的作用，导致心动过缓和低血压。

【不良反应】①多梦、焦虑、混乱、抑郁、头晕、疲劳、发热、头痛、失眠。②心动过缓、胸痛、水肿、心脏传导阻滞、心衰、低血压。③视物改变、结膜炎、眼干、眼痛、喉炎、鼻炎。④便秘、腹泻、胃肠胀气、肝酶异常、消化不良、恶心。⑤排尿困难、多尿、阳痿。⑥关节痛、肌痛。⑦支气管痉挛、咳嗽、气促、喘息。⑧皮疹。

【注意事项】在治疗前常规检查肾功能以及脉率、脉律。治疗中要经常监测血压、脉率、脉律。和食物一起服用可以防止胃肠道不良反应。注意醋丁洛尔可能会升高尿酸、血钾、三酰甘油、脂蛋白水平，还可能会干扰糖耐量检测的准确性，监测糖尿病患者血糖以发现变化。如发现心率低于 50 次/min 或有心衰征象如气促、无法解释的体重增加和颈静脉怒张，应该及时减量或停药。监测外周水肿情况，并估测液体出入量。

【患者用药指导】告诉患者片剂可以掰碎或整粒吞服。不要骤然停药，否则可能导致发生心绞痛或危及生命的高血压。尽可能在下一次规定服药时间前 6h

服用漏服的一次药量，而不要在下一次服药中用双倍剂量。建议患者在使用含 β_2 受体激动剂的非处方药如鼻充血解除剂和感冒制剂前咨询医师。如出现头昏、精神混乱和发热应立即告知医师。鼓励患者坚持改变饮食和生活习惯来协助控制高血压。

阿替洛尔 Atenolol

【商品名或别名】氨酰心安，天诺敏，Tenormin，Apo-Atenol，Novo-Atenol。

【分类】化学：β_1 受体阻滞剂（大剂量时阻断 β_2 受体）。治疗学：抗高血压、抗心绞痛。妊娠分类：D。

【指征和剂量】①治疗心绞痛和控制高血压：成人首剂 25~50mg，qd，1~2 周后可增加 1 次，必要时可到 50~100mg/d。②治疗急性心肌梗死：成人首剂 5min 内给予 5mg 静脉注射，10min 后再给 5mg。再过 10min 给予 50mg，随后的 12h 内再给 50mg。维持剂量 50mg，口服，bid 或 100mg，qd 用 6~9d 或用到出院。剂量调整：有肾功能损害者、年老者和肌酐清除率在 15~35mL/min 者用 50mg/d 口服。肌酐清除率低于 15mL/min 者用 25mg/d 口服。

【制剂】片剂：每片 25mg、50mg、100mg。注射剂：每支 5mg/2mL。

【作用机制】同"醋丁洛尔"。

【禁忌证】心源性休克，对阿替洛尔过敏者，显著心衰（NYHA Ⅲ~Ⅳ级），Ⅰ度以上房室传导阻滞，窦性心动过缓。

【相互作用】与钙拮抗药如维拉帕米、硫氮草酮合用，可能出现症状性心动过缓和心脏传导异常。与儿茶酚胺耗竭药物如利舍平合用有附加的降压效果。与可乐定合用会使高血压反弹。

【不良反应】①抑郁、定向障碍、头晕、嗜睡、情绪不稳定、疲劳、发热、无力、轻度头痛、短期记忆丧失、眩晕。②心动过缓、传导阻滞、心源性休克、手脚厥冷、心衰、肠系膜动脉栓塞、体位性低血压、雷诺现象。③眼干、喉痉挛、咽炎。④腹泻、缺血性大肠炎、恶心。⑤肾功能衰竭。⑥粒细胞减少症。⑦腿痛。⑧支气管痉挛、气促、呼吸窘迫、喘息。⑨红斑样皮疹。⑩过敏反应。

【注意事项】使用洋地黄类药物或利尿剂控制心衰的患者、有心脏传导异常或已接受维拉帕米或硫氮草酮治疗者、左室功能不全和肾功能损害患者慎用。糖尿病患者慎用，因其会掩盖低血糖所致的心动过速。与其他 β 受体阻滞剂不同，阿替洛尔不会掩盖其他低血糖表现，或导致低血糖或延长血糖恢复正常的时间。

在出现心衰治疗之初，最好合并使用洋地黄类药物、利尿剂，并密切监控临床症状与体征，如心衰持续，则必须停药。甲状腺功能亢进患者需要密切监控，因其会掩盖甲亢的症状，避免突然停药，以免再出现甲亢。如患者还服用可乐定，在逐渐停用可乐定之前，停用阿替洛尔数日。可乐定停用后数日可重新开始阿替洛尔治疗。静脉使用阿替洛尔时要密切监测生命体征和心率、心律。如48h不使用，则须抛弃阿替洛尔注射剂。出现心动过缓、低血压或其他严重不良反应应停药并告知医师。

【患者用药指导】嘱咐患者不要突然停药，否则可能加重心绞痛或发生心肌梗死和心律失常。患者停药中，尽量减少活动以防止胸痛复发。尽可能补服漏服剂量，但如果在下一次规定服药时间的8h内，则不需要补服。告诉患者阿替洛尔可能会改变血糖水平和掩盖低血糖表现，可能会出现头晕、运动耐量下降，如果这些影响了其正常的生活习惯应告知医师。

倍他洛尔 Betaxolol

【商品名或别名】卡尔仑，Kerlone。

【分类】化学：选择性 β_1 受体阻滞剂。治疗学：抗高血压，抗心绞痛。妊娠分类：C。

【指征和剂量】治疗心绞痛和控制高血压。

成人首剂 10mg/d，如 7～14d 无反应，则 20mg/d。剂量调整：老年人、肾衰患者或血液透析者，首剂减为 5mg/d，如效果不理想，则每 2 周增加 5mg 直至 20mg/d。

【制剂】片剂：每片 20mg。

【作用机制】主要抑制心脏 β_1，受体的激动，降低心脏兴奋性、心率、心排血量和心肌氧需求量。倍他洛尔还能降低肾素的释放以降低血压。

【禁忌证】心源性休克，非快速性心律失常所致心衰，对倍他洛尔过敏者，Ⅱ度和Ⅲ度房室传导阻滞，窦性心动过缓。

【相互作用】与铝盐、巴比妥类、钙盐、考来烯胺、降脂树脂 2 号、吲哚美辛、青霉素、利福平、水杨酸盐、苯磺唑酮合用可降低治疗效果和增加不良反应。与 β 受体阻滞剂合用增加全身性 β 受体阻滞的危险。与钙拮抗剂合用可能增加治疗效果和不良反应。与环丙沙星及其他喹诺酮类药合用可能增加倍他洛尔的生物利用度和药理作用。与可乐定合用，当两种药同时停用或只停用可乐定时可能出现严重高血压。与氟卡尼合用可能增加两者的治疗效果和不良反应。与麦角碱合用会增加外周缺血和坏疽的危险。与利多卡因合用可能增加血清利多卡因中毒的危险。与非去极化神经肌肉阻断剂合用可能增加或降低神经肌肉阻滞。与口服避孕药合用可能增加血清倍他洛尔水平、生物利用度和药理作用。与哌唑嗪合用可能增加直立性低血压。与奎尼丁合用可能增加倍他洛尔的药效。与磺酰脲类合用可能掩盖低血糖症状。

【不良反应】健忘症、焦虑、行为改变、精神混乱、脑血管意外、抑郁、头晕、嗜睡、情绪不稳定、疲劳、发热、无力、头痛、幻觉、不适感、眩晕、心境改变、噩梦、感觉异常、外周神经病变、镇静、晕厥、震颤、失眠。停搏、心动过缓、传导阻滞、尖端扭转型室速；心源性休克、跛行、心衰；高胆固醇血症、高脂血症、低血压、心肌梗死、肾、肠系膜动脉栓塞、体位性低血压、外周血管功能不全、雷诺现象。

【注意事项】周围血管病变患者慎用，要定期观察患者手臂和腿的颜色、温度和脉搏并询问有无麻木、麻刺感和疼痛。在治疗前测量卧位、坐位和立位血压并定期检查发现变化。治疗前和治疗中评价肾功能2~4周。密切监测糖尿病患者的血糖水平，因本药会掩盖心动过速但不会掩盖头晕和出汗。甲亢患者中避免骤然停药，因其会导致甲状腺危象。应在2周内逐步停药以防止心肌梗死、室性心律失常及由于治疗所致的儿茶酚胺过敏性死亡。如收缩压低于90mmHg则须停药并准备血流动力学监测。做好安全措施以防直立性低血压造成的摔倒。

【患者用药指导】教会患者如何测量血压，并告知高血压和低血压的症状和表现。建议患者避免突然的体位改变，应缓慢地从坐位或卧位站起防止直立性低血压。嘱咐患者避免做驾驶等注意力集中的活动，在使用感冒制剂或鼻充血解除剂等非处方药前咨询医师。

第二节　钙拮抗药

本类药物的共同特点是作用于细胞膜上电压依赖性钙离子（Ca^{2+}）慢通道而阻滞细胞外 Ca^{2+} 内流入细胞内，从而产生相应的药理和治疗作用。其主要作用有：①降低心肌耗氧量，抑制心肌收缩力，减慢心率，扩张周围血管等；②增加心肌供氧量，因阻滞血管壁 Ca^{2+} 内流，故能扩张冠状动脉，解除冠状动脉痉挛，增加冠脉血流量；③扩张周围血管而降低心脏后负荷。根据对心肌和血管平滑肌钙通道的作用不同，临床上可分为下述几类：第一类，对心肌及血管平滑肌钙通道的作用，如维拉帕米，本类还延长房室传导时间和不应期；第二类，对心肌及血管平滑肌均有作用，但以对血管作用为主，有强烈的血管扩张作用，对传导组织则无作用，主要是二氢吡啶类，其第一代为硝苯地平，新型的品种不断出现，如尼群地平、尼卡地平、尼索地平、尼莫地平、尼瓦地平及非洛地平、依拉地平等；第三类，仅对血管平滑肌有选择性作用，如氟桂嗪、肉桂嗪；第四类，电生理作用复杂，对心肌快通道（钠离子通道）及慢通道（钙离子通道）和血管钙通道有作用，如普尼拉明、比帕里定等。

维拉帕米 Verapamil

【商品名或别名】异搏定，戊脉安，Isoptin。

【分类】化学：羟苯基丙氨酸衍生物。治疗学：抗心绞痛药，抗心律失常药，抗高血压药。妊娠分类：C。

【指征和剂量】①抗心绞痛：片剂，成人和大于 15 岁的青年，40～120mg，tid，如需要并能耐受，每天或每周增加剂量，最大剂量 480mg/d。②预防和终止室上性心动过速：a. 预防室上性心动过速：片剂，成人和大于 15 岁的青年，40～120mg，tid，如需要并能耐受，每天或每周增加剂量，最大剂量 480mg/d。b. 终止室上性心动过速：注射液，成人和大于 15 岁的青年首剂 5～10mg，缓慢静脉注射，时间大于 2min，可以按需要如室上性心动过速未能终止，30min 后继续用 10mg；注射液，1～15 岁的儿童首剂 100～300μg/kg，最大剂量 5mg，缓慢静脉注射，时间大于 2min，可以按需要如室上性心动过速未能终止，30min 后继续用 10mg；注射液，1 岁以内的婴儿首剂 100～200μg/kg，缓慢静脉注射，时间大于 2min。③抗高血压：a. 片剂：成人和大于 15 岁的青年首剂 80～120mg，tid，如需要并能耐受，每天或每周增加剂量，最大剂量 480mg/d；小于 15 岁的儿童或婴幼儿，4～8mg/d。b. 缓释胶囊：成人和青年首剂 240mg/d，如需要并能耐受，每天或每周增加剂量，达到理想控制血压，最大剂量 480mg/d。c. 缓释片：成人和青年首剂 180mg，如需要并能耐受，每天或每周增加剂量，可以按照如下方法增加剂量：240mg 早晨顿服；180mg，q12h 或 240mg 早晨，120mg 晚上顿服；240mg，bid，最大剂量 480mg/d。

【制剂】片剂：每片 40mg，120mg（缓释片），240mg（缓释片）。注射剂：每支 5mg/2mL。

【作用机制】　本品能阻滞心肌及血管平滑肌细胞膜慢 Ca^{2+} 通道介导的 Ca^{2+} 运转，即阻滞 Ca^{2+} 由膜外流入膜内。平滑肌细胞和心肌细胞内 Ca^{2+} 浓度的降低会：①抑制平滑肌细胞的收缩；②扩张冠状动脉，增加冠脉血流量；降低周围血管阻力，减轻心脏负荷，降低心脏的耗氧量；③减慢房室传导，延长房室结的不应期；④终止房室结折返的折返环。

【禁忌证】　心源性休克，不与 β 受体阻滞剂合用，对维拉帕米或其成分过敏，低血压，严重心力衰竭（除外心动过速引起），严重左心室功能不全，没有起搏治疗的病态窦房结综合征、Ⅱ度或Ⅲ度房室传导阻滞，室性心动过速（除外维拉帕米诱发的室性心动过速）

【相互作用】　①与 α 受体阻滞剂、抗高血压药物和全身麻醉等合用可以进一步降低血压；②与 β 受体阻滞剂合用，增加心力衰竭、低血压和严重心动过缓的危险；③补充钙可以降低机体对本药的反应；④本药可增加卡巴咪嗪、赖氨酸茶碱和 2-丙基戊酸钠药物中毒危险；⑤西咪替丁降低本药的代谢和提高血药浓度；⑥本药增加地高辛的血药浓度和洋地黄中毒的危险⑦本药可增加锂剂的神经毒性；⑧本药延长神经肌肉阻滞剂使用后的苏醒⑨苯巴比妥增加本药的清除；⑩本药可增加普鲁卡因胺 QT 间期延长和负性肌力作用；①本药可增加蛋白结合药物（如华法林等抗凝药）的血药浓度；②本药可增加奎尼丁的毒性作用，延长 QT 间期，增加负性肌力作用；③利福平降低口服本药的生物利用度；④本药使用后的 48h 内应用氟卡氨等抗心律失常药物会协同发生负性肌力作用。⑤本药增加乙醇的血浓度和其对中枢神经系统的作用。

【不良反应】　①头昏眼花、疲乏、头痛。②心绞痛、房室传导异常、心动过缓、跛行、心力衰竭、低血压、周围性水肿、心动过速。③便秘和呕吐。可逆性转氨酶和（或）碱性磷酸酶升高。④男性乳房发育，女性乳漏和月经不规则。⑤呼吸困难、肺水肿和喘息。⑥感觉异常，皮疹并皮肤发红。⑦红斑性肢痛病，极少见肌肉疼痛，关节痛。可以影响机械操作能力。

【注意事项】　①静脉注射的本药要溶解在生理盐水或林格液中。②在静脉注射本药时，要持续心电监护，并保持心肺复苏的仪器和药品处于备用状态。③肥厚型心肌病的患者使用本药时，由于可能发生高度房室传导阻滞和窦性静止，要严密观察，谨防低血压和肺水肿的发生。④心率和血压明显降低时，要停用本药。⑤为避免便秘的发生，建议高纤维素饮食，必要时软化大便。⑥本药使用后的 48h 内尽量不要使用氟卡氨等抗心律失常药物，避免协同发生负性肌力作用。

【患者用药指导】①口服时不能咬碎本药缓释片或缓释胶囊。②学会自己测定心率，如果在服用本药前心率<50 次/min，应去看医生。③提醒患者在服药期间，可能会出现头昏眼花等中枢神经系统症状，并要求患者避免因头昏眼花而产生不良后果的各种活动。④一般情况下，皮疹仅仅发生在服用本药后开始几天内。如果皮疹在服用本药后持续存在，要去看医生。⑤鼓励患者多吃高纤维素饮食，以防止便秘。如果便秘持续存在或明显加重，要去看医生。

第三节　　正性肌力药

心功能不全是由于心脏长时间负荷过重或原发性心肌损害而导致的临床综合征。如能及时采取各种有效措施，可改善心功能，保持一定的工作及生活能力，延长患者生命。心功能不全可分为收缩功能不全和舒张功能不全，两者均应去除诱因，针对病因治疗。对收缩功能不全性心力衰竭（LVEF<40%），新近 ACC/AHA 提出首选血管紧张素转换酶抑制剂（ACEI）；如有淤血症状或容量负荷过重则加用利尿剂，若症状仍不缓解，可加用正性肌力药，其中洋地黄类药被认为对患者死亡率没有影响，已成为中度以上收缩功能不全性心力衰竭治疗中的一个组成部分。增强心肌收缩力的药物即正性肌力药或称强心药，目前临床主要应用的有洋地黄、β 肾上腺素受体激动剂和磷酸二酯酶抑制剂。

洋地黄类药

【指征】适用于：①各种病因引起的收缩功能不全心力衰竭，对伴有快速室率的心功能不全疗效尤其显著；②非洋地黄毒性作用所致窄型 QRS 波快速心律失常，如阵发性室上速、快速型房颤和房扑；若合并慢性心衰，洋地黄应作为首选；③心脏病已伴心脏扩大而面临分娩或手术时可预防性应用。

因洋地黄的强心作用与体内蓄积剂量有关，临床给药方法根据心功能不全的具体情况而定。目前常用者有两种方法：①负荷量加维持量法：即在短期内（如 1~3d）给予负荷量以取得最好的疗效，以后每日用维持量以补充排泄的药量以维持疗效，适用于急性心力衰竭或需很快控制病情者；但在近 2 周内已用过洋地黄者，则不宜应用；②维持量疗法：选用地高辛，不用负荷量，0.25~0.5mg/d。经 6~8d，蓄积的血浓度可达治疗浓度水平，继以 0.125~0.25mg/d 维持，适用于慢性心功能不全者。由于此类药的治疗剂量与毒性剂量相接近，凡应用洋地黄制剂患者，由于病情、个体差异，即使同一患者在不同时期和不同条件下（例如合并应用其他药物等）用量也不同。在用药中均应密切观察疗效和毒性反应，有时也可测定血清浓度。一般地高辛的治疗浓度在 $0.5 \sim 2.0 ng/mL$，如地高辛浓度 $\leqslant 1.5 ng/mL$，多表示无中毒。有洋地黄过量或中毒时禁忌使用洋地黄，其他不宜使用洋地黄的情况为：①预激综合征伴心房颤动或扑动；②Ⅱ度或高度房室传导阻滞；③不伴心房颤动及收缩功能不全的肥厚梗阻型心肌病；④单纯性重度二尖瓣狭窄伴窦性心律者。

【作用机制】①正性肌力作用：洋地黄类药物通过 Na^+-K^+-ATP 酶，使细胞内 Na^+ 增多，通过 Na^+-Ca^{2+} 交换，使细胞内 Ca^{2+} 增多，作用于收缩蛋白，增强心肌收缩力，使心肌纤维缩短率加快、心室内压力上升速率增加。对收缩性心功能不全患者，通过其正性肌力作用使心脏收缩力加强；收缩期及排血时间缩短，致心搏量明显增加，舒张期相应延长，静脉血能较多回流至心脏，静脉压也因而下降，且不增加衰竭心肌耗氧量，故能明显提高心脏的工作效能。②减慢窦性频率和抑制心脏传导系统：心肌收缩性加强搏出量增加后，直接地和通过兴奋迷走神经间接地降低窦房结的自律性，或在心房颤动时延缓房室传导而减慢心率，心脏能得到更好的休息，冠状动脉供血增多，从而改善心功能。但心脏传导系统过度抑制，心脏异位自律性提高则会出现毒性作用，表现为各种心律失常。③扩张周围血管作用：强心苷可使心排血量增加，外周血管灌注增加，并且兴奋压力感受器反射，抑制交感神经活动，促使外周血管扩张，可使患者的血管阻力下降。④利尿作用：其机制可能为：A. 抑制交感神经和肾素-血管紧张素-醛固酮系统活性，降低醛固酮水平；B. 促使心房肌细胞分泌心钠肽；C. 直接作用于肾小管，抑制 Na^+ 重吸收，增加 Na^+ 的排泄量；D. 增加心排血量和肾血流量。⑤冠状循环：洋地黄可增加心肌收缩力而增加心肌耗氧量，另一方面又可使心率减慢，使扩大的心室腔容量缩小、室壁张力降低而减少氧耗，由于心排血量增加，冠脉血流量可轻微增加，故其净效益是心肌耗氧量不增加或轻度降低。⑥其他：改善压力感受器和心肺反射，抑制神经内分泌的作用。

【毒性反应的防治措施】轻度毒性反应及时停药，并停止或纠正致毒性反应的因素，如停止合并应用的排钾类利尿药物，纠正水电解质和酸碱平衡失调，酌情口服或静脉补充钾盐。对严重毒性反应引起的心律失常除停药外，视具体情况进行治疗：①快速性心律失常时可选用氯化钾，尤其是伴有低血钾而无传导阻滞时，可用氯化钾 $0.75 \sim 1.5g$ 溶于 5% 葡萄糖液 $250 \sim 500mL$ 中静脉滴注，必要时可重复给予，用量大时以心电图协助观察。对严重过速型心律失常可选用苯妥英，首剂 100~200mg 溶于 20mL 注射用水中，以 50mg/min 速度静脉滴入，必要时每隔 10min 静脉内注入 100mg，但总量不超过 250~300mg，在并发房室传导阻滞时也可应用。若无苯妥英针剂，可予苯妥英片剂口服，100mg，tid。室性心律失常时常选用利多卡因首次剂量为 1~2mg/kg，必要时可重复应用，但 30min 内总量不超过 300mg，继以 1~4mg/min 静脉滴注。此外 β-肾上腺素受体阻滞剂能通过阻滞 β 受体而发挥抗交感作用，减轻洋地黄中毒症状，但心动过缓、严重心衰及有支气管哮喘者禁用。②缓慢性心律失常，给予心脏临时起搏。无条件单位以阿托品 0.5~1.0mg 皮下或静脉注射，或以异丙肾上腺素 1mg 加入 5% 葡萄糖液 250mL 中静脉滴注，控制滴速使心室率维持在 60~70 次/min 又不发生室性心律失常。③如为严重地高辛中毒可选用特异性的地高辛抗体，使心肌中地高辛迅速与抗体结合，使之灭活解毒，其解毒效应迅速可靠，但也可能导致心功能不全的恶化。

洋地黄毒苷 Digitoxin

【商品名或别名】狄吉妥辛。

【分类】化学：洋地黄类；治疗学：正性肌力药；妊娠分类：A。

【指征和剂量】适用于慢性收缩性心功能不全的维持治疗。

口服：成人饱和量（洋地黄化量）0.7~1.2mg.，于 2~3d 内分次口服；维持量 0.05~0.1mg/d；儿童饱和量，2 岁以下 0.03~0.04mg/kg，2 岁以上 0.02~0.03mg/kg；维持量为饱和量的 1/10~1/5，qd。不宜口服，可肌内注射，必要时可静脉注射，常用量为 0.25~0.1mg。

【制剂】片剂：每片 0.1mg。注射剂：每支 0.1mg。

【药动学】长效强心苷，口服 2~4h 起效，8~12h 达高峰，维持达 4~7d，2~3 周作用消失。生物利用度 100%，蛋白结合率为 80%~97%，分布容积 0.46L/kg，在小肠近端和远端吸收，主要在肝内代谢，30% 以原型由肾排泄，半衰期为 7d。

【作用机制】抑制心肌细胞膜上的 Na^+-K^+-ATP 酶，减少钠钾交换，细胞内钠离子增多，钠钙交换也增多，细胞内钙离子增多，作用于收缩蛋白，发挥正性肌力作用。

【禁忌证】①绝对禁忌证：特发性梗阻性肥厚型心肌病，房室旁路下传型室上性心动过速、房性心动过速、心房扑动和心房颤动，单纯二尖瓣狭窄合并急性肺水肿，低钾低镁所致的尖端扭转型室速，Ⅱ度以上房室传导阻滞，病态窦房结综合征，单纯左室舒张功能不全，室性心动过速，疑有洋地黄中毒合并心力衰竭者；②相对禁忌证：急性心肌梗死并发慢性心衰，高心排血量型心衰，慢性肺源性心脏病，慢性缩窄性心包炎，心包积液。

【相互作用】①影响洋地黄吸收或生物利用度的药物：减弱其作用的有：制酸药、白陶土、考来烯胺、新霉素及癌肿化疗药物；增强其作用的有：普鲁本辛、红霉素或四环素等。②影响洋地黄清除的药物：胺碘酮、吲哚美辛、普罗帕酮、奎尼丁、奎宁、维拉帕米、血管紧张素转换酶抑制剂等。

【不良反应】较常见的有：纳差、恶心、呕吐、腹痛、无力、出现新的心律失常；较少见的有视力模糊或黄视、绿视、腹泻、抑郁或精神错乱；罕见的反应包括嗜睡、头痛、皮疹、荨麻疹；其中最严重的是心脏反应如心动过缓、室性心动过速、早搏、二联律或三联律及房室传导阻滞等。

【注意事项】洋地黄类药物的选择：①急性心力衰竭或严重心力衰竭而非洋地黄毒性作用所致，一般选用快速作用的制剂如毛花苷丙、毒毛旋花子苷静脉注射；②慢性心力衰竭宜选用口服制剂，目前常用地高辛。维持量的掌握：①本类药物维持量的个体差异较大，同一患者在不同时期和不同条件下也可有差异，在维持量过程中需注意观察并酌情调整剂量；②维持量使用无一定期限，由于引致心功能不全的基本病因多数难以除去，故常需长期使用，使心功能得以维持在一定水平，在出现毒性作用时暂时停药观察或酌减剂量。

其他注意事项：①年龄因素：老年人耐量差，用量宜酌减；婴幼儿耐量如按体重计算较成年人略大。②心肌有急性病变或缺血、缺氧，如弥漫性心肌炎、急性心肌梗死、肺心病、重度心力衰竭、严重贫血等，对本类药物敏感，用量宜小或选用其他非洋地黄类正性肌力药。③并发的疾病：并发肾功能不全者易中毒，宜用小量快速的制剂。甲亢对洋地黄耐受性高，用量可较大，甲减则反之。④体内电解质情况：低血钾、低血镁、酸中毒时易发生洋地黄中毒，如需使用应同时纠正这些情况，临床最多见的情况为同时应用排钾利尿时伴发的低血钾。⑤钙剂可加强洋地黄作用而引发中毒，应避免使用。⑥其他合并用药：奎尼丁、胺碘酮、维拉帕米及其他钙离子拮抗剂、利血平、甲氰咪胍以及一些抗生素（如红霉素、四环素）可提高血中洋地黄浓度而致中毒，应酌情避免合用或减少洋地黄用量。另一些药物如考来烯胺、抗肿瘤药物中的环磷酰胺、抗生素中的新霉素等减少洋地黄药物吸收，使其生物利用度下降。

【患者用药指导】用药过程中如出现下列情况应报告医师：①脉率改变，如低于 60 次/min 或高于 110 次/min，或出现间歇、停顿，或节律发生改变；②出现食欲不振或厌食、恶心、呕吐、腹泻、视力障碍如红视症、黄视症等；③体重显著增加，如超过 1 千克。应规则服药，不漏服，也不加倍服，尽量在每天同样时间服药。未经医师同意不要自行服用其他非处方药。母亲服药应停止哺乳。

地高辛 Digoxin

【商品名或别名】强心素，Lanoxin。

【分类】化学：洋地黄类；治疗学分类：正性肌力药；妊娠分类：A。

【指征和剂量】主要用于收缩性心功能不全。为毛花苷丙水解后失去葡萄糖而成的二级苷，口服剂量为静脉注射量的 1 倍。以口服片剂应用为多。本品吸收及排泄均较快，成人口服负荷量 0.75~1.5mg，在 1~2d 内给予，以后给维持量 0.125~0.25mg/d。目前对病情不太急而允许逐渐控制的患者，可给予维持量疗法。用地高辛 0.25~0.5mg/d，6~8d 即可达治疗浓度水平，继予 0.125~0.25mg/d 维持，疗效虽较慢，但较安全，毒性反应少。儿童饱和量<2 岁者 0.04~0.06mg/kg，>2 岁者 0.03~0.04mg/kg，维持量为饱和量的 1/5~1/4。

【制剂】片剂：每片 0.25mg。注射剂：每支 0.5mg/2mL。

【药动学】在小肠上端吸收，口服 1~2h 起效，6h 达高峰，4~7d 作用消失。静脉注射 10~15min 起效，3h 作用达高峰，1~2d 作用消失。生物利用度 50%~80%，血浆蛋白结合率 25%，分布容积 5L/kg，清除半衰期平均 1.5d，60% 由肾脏排泄。

【作用机制】抑制心肌细胞膜上的 Na^+-K^+-ATP 酶，减少钠钾交换，细胞内钠离子增多，钠-钙交换也增多，使细胞内钙离子增多，作用于收缩蛋白，发挥正性肌力作用。本品为中速强心苷，排泄快而蓄积作用小。其增强心肌收缩力的作用较洋地黄毒苷强且迅速，能显著减慢心率，并有较强的利尿作用。

【禁忌证】【相互作用】【不良反应】【注意事项】【患者用药指导】同洋地黄毒苷。

第四节　抗心律失常药

致心律失常作用定义：抗心律失常药物引起新的心律失常或使原有的心律失

常加重，称为致心律失常作用。大规模随机对照的临床试验证明，β受体阻滞剂明确可降低死亡率；胺碘酮不增加死亡率，还可能具有降低死亡率的有益作用。一般来讲，致心律失常作用，在器质性心脏病较明显，伴心肌收缩功能障碍者最为明显。

为了防止致心律失常作用，临床应注意下列几点。

（1）Ⅰ类抗心律失常药物的致心律失常作用是非剂量依赖性的，许多研究表明，可发生在正常或低于正常剂量时。如果 QT。超过 500ms 应考虑减量或停药

（2）Ⅰc 类抗心律失常药物的致心律失常作用可能因心率增加而触发，因此在达到药物浓度稳态后应作运动试验来评价。有研究表明，此种致心律失常作用可用 β 受体阻滞剂逆转或减轻。

（3）Ⅲ类抗心律失常药物的发生心动过缓、室性早搏和尖端扭转型室速等致心律失常作用是剂量依赖性的。

本章主要叙述一些常见的抗心律失常药物，以及洋地黄类与一些难以明确分类的抗心律失常药物。

奎尼丁 Quinidine

【商品名或别名】硫酸奎尼丁，双氢奎尼丁，Quinicardina，Dihydroquinidine。

【分类】化学：奎宁右旋异构体。治疗学：Ⅰ类抗心律失常药物。妊娠分类：C。

【指征和剂量】①用于转复房颤与房扑并预防其复发：用于复律时先试服硫酸奎尼丁 0.1g，如无不良反应，则次日晨口服 0.2g，q2h，共 5 次。如无效，第 2 天仍用 0.2g，连续 5 次。如仍无效，第 3 天可改为 0.3g，共 5 次。如连用 2d 仍无效，宜改用其他方法，如电复律治疗。用于电复律前的准备时，方法为口服本品 0.2g，q6h，共 4 次，此时部分患者可转为窦性心律。未能复律者，在服药第 2 天即行电复律。复律成功后改维持量维持窦性心律，可长期口服本品 0.2g，q6~8h，或长效葡萄糖酸奎尼丁 0.324g、长效硫酸奎尼丁 0.3g、长效聚半乳糖醛酸奎尼丁 0.275g，q8~12h，或双氢奎尼丁（赛利可，Serecor）缓释胶囊 0.3g，q12h。应合用维拉帕米或地高辛，以避免心房率下降时房室传导增加，并对抗奎尼丁的抗胆碱能作用。②用于治疗各种严重的室上性与室性心律失常：成人先服 0.1~0.2g，观察 1~2h，如无恶心、耳鸣、低血压等不良反应，以后 0.2g，q2h，

连服 5 次；如无效且无毒性反应，次日仍用 0.2g，q2h，连续 5 次；如仍无效，第 3 天可改为 0.3g，q2h，共 5 次；见效后用维持量 0.2g，bid 或 qid。最大剂量为 2g/d。小儿口服首剂量为 3mg/kg，如无不良反应，则 q2h，每次 4mg/kg，服 4~5 次。静脉注射毒性反应大，临床已废弃不用。

【制剂】片剂：每片 0.2g。

【作用机制】通过和心肌细胞膜的磷脂蛋白结合，阻滞膜通道，抑制 Na^+、K^+、Ca^{2+} 运转，其抑制 Na^+ 内流作用大于 K^+ 外流，故又称钠通道阻滞剂。主要延长心肌有效不应期与动作电位时间，抑制异位节律点自律性；减慢传导使单向阻滞变为双向阻滞，而消除折返激动。剂量较大时尚可抑制心肌收缩力。还有抗 α 受体及抗胆碱能作用。

【禁忌证】奎尼丁过敏、由 QT 延长引起及相关的室性心动过速，或正在使用易导致扭转型室性心动过速的药物。对已有 QT 间期或 QRS 时间延长，或临床上存在充血性心力衰竭时应谨慎，宜在严密的监护下给予小的初始剂量。原有窦房结功能不全、房室传导阻滞者、重症肌无力，及由洋地黄中毒所致的心律失常亦忌用。

【相互作用】①西咪替丁可抑制奎尼丁代谢，增加后者的血药浓度。②升高血浆地高辛水平，与洋地黄合用时，洋地黄剂量应减少一半。③氯丙嗪等吩噻嗪类药有抑制传导作用，与奎尼丁合用可加重传导系统阻滞。④奎尼丁可增强抗凝血药作用（抑制肝脏利用维生素 K 合成凝血因子 Ⅱ）。⑤大剂量抗组胺药增强奎尼丁作用。⑥奎尼丁减少抗胆碱酯酶在重症肌无力中的作用（抑制毒蕈碱受体），并加重抗生素诱导的肌无力。⑦低钾降低奎尼丁效能，延长 QT 或 QTU 间期。

【不良反应】①晕厥、谵妄。②致心律失常作用，QT 间期延长致扭转型室性心动过速和室颤；治疗房颤的大型临床试验汇总分析发现，与安慰剂相比奎尼丁增加房颤患者的死亡率；经验性应用奎尼丁治疗心脏停搏的患者与没有治疗的患者相比，增加后继猝死发生率。③耳鸣、视觉障碍。④厌食、恶心、呕吐、腹泻。⑤血小板减少症、粒细胞缺乏症。⑥皮疹、血管神经性水肿和狼疮综合征。

【注意事项】①老年患者应减少剂量。②肝、肾病患者剂量应缓增而偏小。③服药过程中应使血钾保持在 4mmol/L 以上。④用本药复律时患者必须住院，用药过程中应定期观察心率、血压、心律改变，每日记录心电图，如心率明显减慢（<60 次/min）、收缩压明显下降 [<12.0kPa（90mmHg）]、QRS 波宽度增加

30%以上或超过 0.14s，或出现室性早搏，应即停药。⑤不宜用于 QT 间期延长或洋地黄中毒患者。⑥长期治疗时建议定期监测血浆浓度。⑦复律前先用洋地黄类药物控制和减慢心室率。⑧在用药初 3 个月，每周应检测血常规，以后应定期检测。

【患者用药指导】①刚开始患者应住院并观察 72h，这段时间本药致心律失常作用最明显，包括早期室性早搏增加。②应多食富含钾的食物。③患者应学会自测脉搏，如心率<50 次/min 或出现不规则心律，应去医院就诊。⑤应定期就诊，以了解治疗效果。

普鲁卡因胺 Procainamide

【商品名或别名】普鲁卡因酰胺。

【分类】化学：乙基苯甲酰胺单氢氯化物。治疗学：I 类抗心律失常药物。妊娠分类：C。

【指征和剂量】①房性心律失常及室性心律失常：口服：成人首剂 0.5～1.0g，以后 0.5g，q3~6h，总量一般不超过 4g/d。心律失常控制后改为 0.25g，qid。儿童每次 14mg/kg，q4~6h 每日服药不超过 5 次。注射：肌内注射毒性比静脉注射为轻，剂量为 0.5g，q6h。静脉：视病情而定，须在心电图监护下应用，同时密切注意血压。一般首剂 100mg 稀释后注射 5min，每 5min 一次，直至第 1h 最大剂量达 1g，继以 1~4mg/min。亦可用 1g 稀释于 5%葡萄糖液 100mL 内 1h 滴完。见效或出现不良反应时停药。24h 内总量不超过 2g。小儿每次 1.4mg/kg，如效果不显，2min 后可重复 1 次。②急性发作的室性心动过速：可缓慢静脉注射。同指征①中剂量。

【制剂】片剂：每片 0.25g。注射剂：每支 0.1g/1mL，0.2g/2mL。

【作用机制】与奎尼丁基本相同，但对心肌收缩力抑制作用较轻。解除心脏迷走神经作用的程度较轻，故较少引起心率加快，其延长 QT 间期的幅度亦较小。

【禁忌证】严重心力衰竭、低血压或严重房室传导阻滞症、肝肾功能不全、狼疮样综合征和对本药过敏者。

【相互作用】西咪替丁抑制其自肾脏排出而延长本药的清除半衰期，合用时应减少本药的剂量

【不良反应】①低血压；致心律失常作用，可能发生尖端扭转型室速，但发生率较奎尼丁低；经验性应用本品治疗心脏停搏的患者与未治疗的患者相比，增

加后继猝死发生率。②口服可有厌食、恶心和腹泻等。③偶可有白细胞减少症。④皮疹、关节痛。⑤红斑狼疮样反应，表现为关节痛、发热、皮疹、胸腔或心包积液等。

【注意事项】①长期使用不良反应发生率较高。②致心律失常作用发生率与奎尼丁基本相似。③心力衰竭、肾功能不全时，药物血浓度增高故应减量。④静脉内给药须在心电图监护下应用，同时密切注意血压。⑤口服用药应<6个月。⑥在用药初3个月，每周应检测血常规，以后应定期检测。

【患者用药指导】①应告诫患者服药的间隔时间宜均匀，避免漏服即使自觉良好，亦应遵医嘱服药。②为减少胃肠道不良反应，可在进食时服药。③患者应学会自测脉搏，如心率<50次/min或出现不规则心律，应去医院就诊。④应定期就诊，以了解治疗效果。

丙吡胺 Disopyramide

【商品名或别名】达舒平，双异丙吡胺。

【分类】化学：替代吡嗪酰胺衍生物。治疗学：Ⅰ类抗心律失常药物妊娠分类：C。

【指征和剂量】①预防和治疗严重室性心律失常：口服：100～200mg，tid 或 qid；或先用负荷量 200～300mg，然后 100～150mg，q6～8h。肾功能或肝功能不全者，开始剂量应减为 60～100mg，q12h。紧急复律时静脉注射 2mg/kg，在 5～15min 内注入，一次量不超过 150mg。静脉维持量为 20～30mg/h，总量<800mg/d。②治疗快速性心律失常，并可用于预防电复律后房颤的复发：同指征①中剂量。

【制剂】胶囊：每粒 100mg。片剂：每片 100mg。注射剂：每支 50mg/2mL，100mg/2mL。

【作用机制】电生理作用与奎尼丁相似，亦为广谱抗心律失常药。其抑制心肌收缩作用可为奎尼丁的 1.5～2.0 倍。一般剂量对血压无影响，也不减慢心率。

【禁忌证】心力衰竭、心脏扩大、心脏传导阻滞、青光眼、低血钾症、未经治疗的尿潴留、Q-T 间期延长综合征和对本药过敏者。

【相互作用】①苯妥英及其他肝酶诱导剂可能降低本品血浆水平。②三环抗抑郁药具有抗胆碱作用，可能与本品不良反应叠加。③丙吡胺与Ⅲ类药物、利尿剂或红霉素合用可能增加尖端扭转型室速的危险。

【不良反应】①可引起尖端扭转型室速和室颤，但发生率较奎尼丁低。②口干、视力模糊。③恶心、呕吐、便秘、胆汁淤积性黄疸。④偶可有白细胞减少、血小板减少。⑤皮疹、关节痛。

【注意事项】①心脏有器质性病变者，本品半衰期延长，故应减量。②本品一半以原型由肾排泄，故肾功能不全者应减量。③急性心肌梗死后，本品吸收与排泄均降低，故不宜作为首选药物。④肾功能或肝功能不全者，开始剂量应减为60~100mg，q12h。⑤不宜与β受体阻滞剂或钙拮抗剂合用。⑥在用药初3个月，每周应检测血常规，以后应定期检测。⑦应定期复查肝功能。

【患者用药指导】①应告诫患者服药的间隔时间宜均匀，避免漏服，即使自觉良好，亦应遵医嘱服药。②为减少胃肠道不良反应，可在进食时服药。③服药后2h可有恶心呕吐，不应停药，这些症状以后可逐渐减少或消失。④患者应学会自测脉搏，如心率降到<50次/min或出现不规则心律，应去医院就诊。⑤应多食富含钾的食物。⑥应定期就诊，以了解治疗效果。

第五节 治疗心肌缺血药和其他血管扩张药

心肌缺血是冠状动脉供血不足，心肌急剧、暂时性缺血缺氧引起的临床综合征。任何原因使心肌氧需超过冠脉血液氧供时，都可能引起心肌缺血。影响心肌耗氧的主要原因有：心率、心肌收缩力和心壁张力，而心壁张力又和心室容量及收缩压密切有关。运动、饱餐、情绪激动、寒冷等因素可增加心肌耗氧而促发心肌缺血，为劳力型心肌缺血；冠脉狭窄、痉挛、血液携氧不足或突发循环血量减少如休克、极度心动过速等导致心肌供氧不足，亦可引起心肌缺血，为自发性心肌缺血；若二者兼而有之为混合型心肌缺血。长期以来，对心肌缺血的药物治疗主要着眼于冠状血管扩张，通过增加冠脉流量以调整氧的供需平衡。除此之外，解除冠状动脉痉挛对于自发性心肌缺血很重要；降低心肌氧耗则对劳力型心肌缺血尤为重要。当然，心肌缺血的治疗决不能单靠药物，针对病因采取药物以外的措施也很必要，例如适当的体育锻炼、调整饮食、控制体重等。

一、硝酸酯类

硝酸甘油 Nitroglycerin

【商品名或别名】 三硝酸甘油酯，永保心灵（喷雾剂），Glyceryltrinitrate，NitrolingualSpray。

【分类】 化学：硝酸酯类。治疗学：扩血管类抗心肌缺血药物。妊娠分类：C。

【指征和剂量】 主要用于治疗及预防冠心病心肌缺血，如心绞痛或急性心肌梗死。

硝酸甘油片剂：通常舌下含服，成人 0.3～0.6mg，1d 内可多次应用；硝酸甘油颊片：1～2mg，起效快，但持续时间短；硝酸甘油缓释片：每片 2.6～6.4mg，口服；2%硝酸甘油软膏：外用，涂搽在上臂、大腿、胸或背部皮肤 2～5cm 直径范围；硝酸甘油贴膜：1 片，贴于胸壁，早晨用，就寝前取掉，或晚上用，下午取掉（用于夜间心肌缺血发作者）；硝酸甘油喷雾剂：心肌缺血发作时喷 1～2 揿于口腔黏膜，每揿相当于硝酸甘油 0.4mg，也可预防性地应用于体力活动前；硝酸甘油针剂：以 5～10mg 加于 5%～10%葡萄糖液中，以 5～10μg/min 静脉滴注，根据治疗反应每 10～15min 递增剂量 25%～50%。本品亦可用于直接冠脉内注射以解除冠脉痉挛，一般注射 100～200μg/次。

【制剂】 喷雾剂：每支 10g（400μg×203 喷）。

【药动学】 片剂舌下含服和颊部应用经黏膜迅速吸收，再不断释放，可持续数小时。舌下含服 2～3min 即发挥作用，维持 25～40min。亦能经皮肤吸收或喷雾、滴鼻经黏膜吸收。口服后 80%吸收，但在肝脏受谷胱甘肽–有机硝酸酯还原酶的降解作用，脱硝基而失效，代谢产物由尿排出。

【作用机制】 本品的治疗作用主要在于降低心肌对氧的需求，这是通过：①扩张小静脉，使血液贮存在静脉系统内，回心血量减少，从而减轻心脏前负荷，心脏容积减小，舒张末期压力降低，心壁张力降低，心室射血时间缩短；②扩张动脉，主要是较大的小动脉，使动脉血压降低，心脏后负荷减轻；③心肌血流重新分布，有利于缺血区的灌注。但其反射地增快心率，增强心肌收缩力又会增加氧的需求量。本品尚有中枢作用，能抑制神经反射性冠状动脉痉挛的作用。本品静脉注射可增加缺血心肌的血液灌注，并有降低左室充盈压，减轻肺充血和降低血压、增加心输出量的作用，故可用于治疗左心衰竭、严重心肌缺血及高血压。

【禁忌证】青光眼、颅内高压、严重贫血、低血压、心动过速、肥厚型心肌病等。

【相互作用】与β受体阻滞剂、钙拮抗药、血管扩张药合用，可引起血压显著下降。

【不良反应】①用药后由于颅内血管紧张度降低，可致搏动性头痛，尚可致头昏、眩晕；②血管扩张可致舌烧灼感、脸部充血、心动过速、体位性低血压。扩张眼内血管导致眼压增加，故青光眼患者忌用。

【注意事项】①本品在温度较高和光照下易于失效，故宜保存于棕色玻瓶内，每2个月更新1次；②口服若有头痛、头昏、心悸、面部充血、舌烧灼感即可判定药片有效；③长期应用可发生耐药性，需增加剂量及次数，或改变给药方式；④静脉注射时必须严密监测血压和心率。

【患者用药指导】①剂量过大或对该药敏感性过高患者，易致血压剧降或体位性低血压，须加注意。初用者宜投以小剂量。②长期用药者骤然停药易诱发心绞痛，甚至心肌梗死而死亡。需要停药或更换其他抗心肌缺血药物时，必须逐渐减量停用。

硝酸异山梨酯 IsosorbideDinitrate

【商品名或别名】消心痛，异舒吉，硝酸脱水山梨醇，Isordil，Sorbitrate。

【分类】化学：硝酸酯类。治疗学：扩血管类抗心肌缺血药物。妊娠分类：C。

【指征和剂量】①劳力型心肌缺血：舌下含服：开始2.5mg，口服10mg，tid或qid，有主张用20mg（可达40~80mg），tid或qid，作用可较长且疗效佳。与β受体阻滞剂联合应用，可防治劳力型心肌缺血。②不稳定型心肌缺血：注射液20~30mg，以2~7mg/h静脉滴注，必要时可增至10mg/h静脉滴注，待病情稳定后，可改为口服片剂5~10mg，tid或qid。③急性心肌梗死：注射液30~50mg，以10mg/h静脉滴注，待症状缓解后，可改为口服片剂5~10mg，tid或qid。④急性左心衰：注射液20~30mg，以10mg/h静脉滴注，待症状缓解后，可改为口服片剂5~10mg，tid。⑤慢性心力衰竭。

口服片剂5~10mg，tid。

【制剂】片剂：每片2.5mg、5mg、10mg。

【药动学】舌下含服吸收最好，2min左右起效，达最高峰则需5~10min，持续时间较长，可达 1~2h。口服吸收慢，15~30min 起效，维持 3~4h，半衰期为 2~4h。其主要代谢产物在血液循环中仍有活性，半衰期为 2h。1/3 原药以单硝酸异山梨醇由尿中排出，其余与葡萄糖醛酸结合而消除。

【作用机制】本品作用机制与硝酸甘油相似。

【禁忌证】心源性休克、循环衰竭、贫血、头部创伤、肥厚型心肌病、脑出血、严重低血压、心脏压塞及血容量不足者禁用；闭角型青光眼、甲状腺功能减退、营养不良、严重肝肾疾病、体温过低、孕妇及哺乳期妇女慎用。

【相互作用】①与降压药、β 受体阻滞剂、钙拮抗药、血管扩张药、神经抑制药、三环类抗抑郁药及乙醇合用，可加强本品的降压作用。②与甲磺双氢麦角胺合用，可增加甲磺双氢麦角胺的血药浓度。③与皮质激素抗炎药合用，可降低本品的药效。

【不良反应】与硝酸甘油相似，个别患者有恶心、呕吐、不安、苍白、出汗甚至虚脱，偶有皮疹，甚至剥脱性皮炎。乙醇可增加其不良反应。长期用可产生耐药性，且和其他硝酸酯有交叉耐受性。

【注意事项】①注射液宜用自动输液泵装置进行静脉滴注，以便控制滴速。②血压偏低者可与多巴酚丁胺合用。③为了防止耐药性，不要在 24h 连续静脉滴注。

【患者用药指导】①静脉滴注期间应严密观察血压与心率的变化，最好有动态血压及心电监护。②收缩压应控制在不低于 100mmHg。

硝酸异山梨酯缓释剂 IsosorbideDinitrateSustainedReleasePreparation

【商品名或别名】易顺脉，Iso-Mack。

【指征和剂量】适用于防治心肌缺血发作，心肌梗死合并左心衰和肺水肿的紧急治疗。

口服：20mg，bid 或 40mg，qd。喷雾：每次喷用 1~3 揿，每次间隔 30s。

【制剂】胶囊：每粒 20mg、40mg。

【药动学】本品为速效、长效硝酸酯类抗心肌缺血药，能从口腔黏膜及胃肠道吸收，舌下含服 2~3min 生效，维持约 2~3h；口服 30min 后生效，维持约 3~5h；喷雾吸入后作用迅速。

【作用机制】本品为硝酸异山梨酯的缓释制剂，作用同硝酸异山梨酯，但维持时间长，机体耐受性好。

【禁忌证】青光眼患者忌用。

【不良反应】可有头痛、眩晕、面部潮红、胃肠道反应等，减量后可自行消失。

【患者用药指导】喷雾时应屏住呼吸，不可将此喷雾剂经鼻吸入。

二、非硝酸酯类冠状动脉扩张剂

吗多明 Molsidomine

【商品名或别名】吗导敏，脉心导敏，Motazomine。

【分类】化学：吗斯酮胺。治疗学：扩血管类抗心肌缺血药物。妊娠分类：C。

【指征和剂量】适用于心肌缺血、心肌梗死、高血压性心脏病等。

口服 2~4mg，tid 或 qid，甚至 q4h。舌下含服：每次 2mg。喷雾剂：每揿 1 次为 0.2mg。缓慢释放剂型：8mg，tid。

【制剂】片剂：每片 1mg、2mg。气雾剂：每瓶 14g（内含本品 42mg）。

【药动学】舌下含服和口服，吸收完全，起效时间尚难肯定。口服或静脉注射后约 30min 才呈现血流动力学效应，因药物需首先在肝脏代谢成具活性的代谢产物，故较硝酸甘油为慢。半衰期为 2~3h，维持作用可达 4h 以上，代谢物几全由肾脏排出。

【作用机制】本品某些作用和硝酸甘油相同。对小静脉的扩张作用较强，使回心血量减少，左室充盈压降低，而减轻心脏前负荷；降低交感神经张力而使小动脉轻度扩张，减轻心脏后负荷，但在使血管扩张时不影响心率。较大剂量时，尚对周围动脉阻力有轻度直接降低作用。因前负荷减轻而心肌氧耗减少，同时通过室壁张力减轻，使冠心病缺血最明显的心内膜下氧供增加。扩张冠状动脉而解痉，尚能促进冠状动脉侧支循环，还可对抗运动所致的血压上升和心率加快，提高运动量。因此，可用来防治冠心病心肌缺血，以及心肌缺血、左心衰竭。与硝酸酯类相比，本品有不产生耐药性、作用时间较久，且不增快心率的优点。

【禁忌证】低血压、青光眼患者禁用。

【不良反应】与硝酸甘油相似，唯不引起心悸。

尼可地尔 Nicorandil

【商品名或别名】硝烟脂，烟浪丁，Perisalol，Sigmart。

【分类】化学：钾通道激活药。治疗学：扩血管类抗心肌缺血药物。妊娠分类：C。

【指征和剂量】主要用于冠心病心肌缺血的治疗。对劳力型和自发型心肌缺血有明显效果，对缺血性 ST-T 改变也有一定改善作用，并可提高运动耐力，对缓解冠状动脉痉挛有一定效果。此外，尚有改善左心室收缩功能的作用。

口服 5~20mg/次，bid。增量至每次 40~60mg，效果虽可提高，但不良反应明显。

【制剂】片剂：每片 5mg。

【药动学】舌下含服或口服后吸收迅速、完全，约 0.5h 全部吸收，0.5~1h 达到最高血药浓度，生物利用度在 75% 以上。肝脏代谢仍是清除药物的主要途径。一次给药后，8h 内为快速消除期，此期的半衰期约 1h，8~24h 为缓慢消除期。尿中可检出其代谢产物，原药排出仅 1%。

【作用机制】本品系钾通道激活药，是一新型的血管扩张剂，其结构兼有烟酰胺和硝酸酯的特点，具有选择性较强的扩张冠状动脉作用，主要作用于心包膜下较大的传输血管，持续时间亦较长，并可缓解冠状动脉痉挛，对肾及腹部动脉的扩张作用较弱，故适用于冠心病心肌缺血。对平均肺动脉压、肺毛细血管楔嵌压均有轻度降低作用。较大剂量时可扩张外周动脉而降低血压，可用于轻、中型高血压。由于降压不引起明显反射性心动过速，尤适于高血压合并冠心病者。亦可改善充血性心力衰竭时的血流动力学，使左室舒张末压、肺毛细血管楔嵌压降低，心输血量及左室射血分数增加，但引起血浆肾素活性增加，宜加注意。本品应用后不易产生耐药性。

【禁忌证】青光眼、孕妇、严重肝肾功能障碍者慎用。

【相互作用】食物可明显减少其吸收速度，但不影响吸收程度。

【不良反应】可见头痛、头晕、恶心。少见面红、乏力、食欲减退，大多能耐受，减量或停药后便可消失。

【患者用药指导】①服药期间如出现皮疹或血清丙氨酸转氨酶升高，应及时停药。②最大剂量不超过 60mg/d。

磷酸腺苷 AdenosinePhosphate

【指征和剂量】可用于心肌缺血的治疗，但其作用时间较短。在急性冠脉综合征的介入治疗中发生无复流现象时，可使用本品。

肌内注射或静脉注射：20mg，溶于等渗氯化钠注射液 20mL 中，bid。静脉滴注：40mg/d，溶于 5% 葡萄糖注射液 250~500mL 中滴注。冠脉内注射 20~60μg/次，溶于少量生理盐水中，可重复。

【制剂】注射剂：每支 20mg。

【作用机制】有扩张冠脉血管和降低心肌收缩力的作用，故伴心功能不全者忌用。本品尚有抑制血小板作用。

【禁忌证】房室传导阻滞及急性心肌梗死者忌用。

【不良反应】偶见发热、皮疹。

双丁酰环化腺苷酸 DibutyrylAdenosine

【分类】化学：双丁酰环磷腺苷。治疗学：扩血管类抗心肌缺血药物。妊娠分类：C。

【指征和剂量】同环磷腺苷。

【作用机制】为 cAMP 的衍化物。cAMP 可扩张冠状血管，增强心肌收缩力，但因不能进入细胞内，一般情况下不起作用。本品可透过细胞膜，进入细胞发挥 cAMP 作用，作用较环磷腺苷迅速而持久。

【不良反应】同环磷腺苷。

哌克昔林 Perhexiline

【商品名或别名】心舒宁，双环己哌啶。

【分类】化学：钙拮抗剂。治疗学：扩血管类抗心肌缺血药物。妊娠分类：C。

【指征和剂量】用于典型心肌缺血伴有心衰患者。口服 100mg，tid。

【制剂】片剂：每片 50mg。

【药动学】口服后吸收完全，通过肝脏途径代谢，半衰期 3~4d，大部分以代谢产物、小部分以原型自尿排出。

【作用机制】本品有钙通道阻滞作用，直接作用于血管平滑肌，扩张冠状动脉（主要是阻力血管）、肺和体循环血管。可增加冠脉血流量，降低左室充盈压和心室前、后负荷，尚可直接作用于窦房结而减慢心率，因而减少心肌氧耗量。

不对抗交感张力，故不会诱发心力衰竭。有中度利尿作用，减少血容量，减轻心脏做功，亦有利于治疗心肌缺血。还能扩张支气管，故对心肌缺血伴哮喘、心衰者尤适宜。临床应用中，有报告能提高患者的运动耐量，减轻缺血性心电图变化，但也有报告其疗效不佳，特别是因其可致肝功能障碍、周围神经炎、步态不稳等不良反应，一般不作为首选抗心肌缺血药。

【禁忌证】肝、肾病及糖尿病患者禁用。

【不良反应】服用初期有头晕、头痛、眼花、恶心、震颤、乏力等。大剂量可使转氨酶、乳酸脱氢酶升高，但停药后可恢复。尚可使糖尿病患者发生低血糖。

三、周围血管扩张药

曲美他嗪 Trimetazidine

【商品名或别名】三甲氧苄嗪，心康宁，万爽力，Vastarel，Vasorel。

【分类】化学：哌嗪类衍生物。治疗学：扩血管类抗心肌缺血药物。妊娠分类：X。

【指征和剂量】适用于急慢性冠状动脉功能不全，心肌缺血，陈旧性心肌梗死，心律失常，冠状动脉硬化。预防冠心病心肌缺血发作及充血性心力衰竭治疗。尤适用于冠心病心肌缺血伴心功能不全者。

口服 20mg，tid，饭后服。

【制剂】片剂：每片 2mg、20mg。注射剂：每支 4mg/2mL。

【药动学】口服后约 94% 吸收，血浆达峰时间为 2h，生物利用度为 97%，血浆蛋白结合率为 16%，有效血浓度为（177±28）ng/mL，消除半衰期为 6h，80% 由尿排出，少量从胆汁排出。

【作用机制】本品能增加冠脉血流量，改善周围血循环，促进心肌代谢，减少心肌耗氧量，有助于促使缺血心肌侧支循环形成。本品还能使心肌细胞内 K^+ 保持稳定。

【禁忌证】①孕妇及哺乳期妇女避免使用。②新近发生的心肌梗死者忌用。

【相互作用】与洋地黄合用，可提高强心疗效，且可保持细胞内 K^+ 稳定，降低洋地黄毒性。

【不良反应】偶见头晕、食欲不振、恶心、呕吐、胃内不适和皮疹。

异克舒令 Isoxsuprine

【商品名或别名】苯氧丙酚胺，Vasodilan。

【分类】治疗学：血管扩张剂。妊娠分类：C。

【指征和剂量】适用于末梢血管痉挛性疾患。

口服：10~20mg，tid 或 qid。肌内注射：5~10mg，bid。

【药动学】口服后 1h 即发生作用，持续约 3h，肌内注射则作用更快。

【作用机制】本品通常被列为 β 受体激动剂，也具有 α 受体阻滞作用，能扩张脑血管，对支气管及子宫平滑肌有强抑制作用；可改善血小板黏附性及镰刀状细胞病的血液流变学参数，可用于末梢血管痉挛性疾患。其药理性质尚待定，临床治疗效果亦不确实。

【不良反应】轻度头昏、眩晕、恶心、呕吐，减量可消失。可有一时性低血压及心动过速。

布酚宁 Buphenine

【商品名或别名】苯丙酚胺，Arlidin。

【指征和剂量】适用于闭塞性小动脉硬化症、血栓性动脉炎所致间歇性跛行症、内耳循环障碍性疾病如原发性耳蜗细胞缺血症、中心性视网膜脉络膜炎等。但美国药品与食品管理局（FDA）仅批准用于老年性痴呆（增加脑血流）。

口服：3~12mg，tid 或 qid。肌内注射：2.5~5mg，qd 或 tid。

【药动学】口服后 10min 起效，30min 左右达作用最高峰，持续 2h。犬实验示本品以游离碱或葡萄糖醛酸结合物自尿中排出。

【作用机制】本品为 β 受体激动剂，直接扩张血管，使骨骼肌内小动脉扩张，脑及冠状动脉也扩张，尚能增加内耳及视网膜血流量。

【不良反应】头昏、心动过速、体位性低血压。

第四章 呼吸系统药

第一节 祛痰镇咳药

一、镇咳药

可待因 Codeine

【商品名或别名】甲基吗啡，磷酸可待因，Morphine，MethyletherMetilmorfina。

【分类】化学：阿片生物碱。治疗学：中枢性镇咳药。妊娠分类：D。

【指征和剂量】①剧咳无痰：用于急慢性支气管炎、上呼吸道感染及支气管哮喘、肺结核等痰液少的咳嗽。口服：成人 15~30mg，tid，儿童 0.3~0.5mg/kg，tid。皮下注射 15~30mg。②镇痛：皮下注射 15~30mg。

【制剂】片剂：每片 15mg、30mg。糖浆：每瓶 50mg/100mL。注射剂：每支 1mL（15mg）、1mL（30mg）。

【作用机制】与吗啡相似，由于其酚性羟基被甲基化，镇痛作用减弱，只有吗啡的 1/5。欣快症与依赖性也明显减少，镇咳作用相对加强，是一种典型的中枢镇咳药。

【禁忌证】①支气管哮喘性咳嗽患者不宜应用。②多痰和稠痰患者。③妊娠和哺乳期妇女。

【相互作用】与单胺氧化酶抑制剂并用时可致高热、昏迷，甚至死亡。

【不良反应】①恶心、呕吐及眩晕等。②烦躁不安、小儿可引起惊厥。

【注意事项】①慎用于痰多者。②禁用：早期妊娠，心、肝、肺功能不全，有精神病史者。

【患者用药指导】告诫患者长期应用可产生耐受性、依赖性。

那可丁 Noscapine

【商品名或别名】诺斯卡品，采明平，采可平。

【分类】化学：异喹啉类生物碱。治疗学：外周性镇咳剂。妊娠分类：D。

【指征和剂量】镇咳作用与可待因相当，并有罂粟碱样的支气管平滑肌松弛作用，无依赖性。治疗剂量对呼吸中枢无明显抑制作用。用于刺激性干咳：口服，15~30mg，tid。剧咳时每次可用至60mg。

【制剂】片剂：每片10mg、15mg、30mg。

【不良反应】可有微弱的嗜睡、头痛、恶心、变应性鼻炎、结膜炎及皮疹。

【禁忌证】多痰患者禁用。

【注意事项】驾驶机动车及高空作业者需谨慎。

喷托维林 Pentoxyverine

【商品名或别名】维静林，咳必清，托可拉司，喷他维林，妥克拉司 Carbe-tapentanCitras，Toclase，Tuclase，Germapect。

【分类】化学：阿片生物碱。治疗学：中枢性镇咳药。妊娠分类：D。

【指征和剂量】呼吸道急性感染引起的无痰干咳：25~50mg，tid。成人口服10mL，tid。

【制剂】片剂：每片25mg，糖浆：每瓶145g/100mL，复方咳必清糖浆；每100mL中含氯化铵3g、喷托拉林0.2g，兼有镇咳祛痰作用。

【作用机制】①对延髓咳嗽中枢有选择抑制作用；②对呼吸道黏膜有局部麻醉作用。

【禁忌证】①多痰与心功能不全伴有肺淤血的咳嗽患者忌用；②青光眼患者慎用。

【不良反应】①口干、恶心、腹胀及便秘。②轻度头晕。

【注意事项】痰多者宜与祛痰药合用。

右美沙芬 Dextromethorphan

【商品名或别名】美沙芬，右甲马喃，吗西南，Romilar，Tussade。

【分类】化学：吗啡喃类。治疗学：非依赖性中枢镇咳药，妊娠分类：D。

【指征和剂量】急、慢性支气管炎、上呼吸道感染及支气管哮喘、肺结核等刺激性干咳和痰液少的咳嗽。

口服：10~30mg，q6~8h，学龄儿童减半；幼儿3.75~7.5mg，tid或qid。

【制剂】 片剂：每片 10mg。

【作用机制】 ①作用在延髓咳嗽中枢；②治疗剂量不抑制呼吸。

【禁忌证】 ①孕妇、妊娠 3 个月以内及有精神病患者禁用。②心肺功能不全及咳嗽多痰者慎用。

【相互作用】 与单胺氧化酶抑制剂合用时，可致高热、昏迷，甚至死亡。

【不良反应】 ①口干、便秘、胃肠道不适；②头晕、轻度嗜睡；③高热、昏迷甚至死亡。

【注意事项】 避光、密闭保存。

左丙氧芬 Levopropoxyphene

【商品名或别名】 左旋扑嗽芬，挪尔外，Contratuss，Novrad。

【分类】 化学：吗啡喃类。治疗学：为非依赖性镇咳药。妊娠分类：D。

【指征和剂量】 上呼吸道炎症的干咳。

口服：成人 50~100mg，tid 或 qid。

【制剂】 片剂：每片 50mg、100mg。

【作用机制】 作用于咳嗽中枢，无镇痛和抑制呼吸中枢的作用。

【禁忌证】 妊娠及哺乳期妇女禁用。过敏体质者慎用。

【不良反应】 ①头痛、恶心和倦睡等；②皮疹。

氯苯达诺 Clofedanol

【商品名或别名】 氯苯胺丙醇，敌退咳，Chlophedianol，Clofedanol，Detigon。

【分类】 化学：吗啡喃类。治疗学：中枢性镇咳药。妊娠分类：D。

【指征和剂量】 呼吸道急性感染引起的干咳或阵咳，宜与祛痰药合用。25mg，tid。

【作用机制】 中枢性镇咳作用，还有抗组胺作用和阿托品样解痉作用，能减轻支气管痉挛和黏膜充血水肿，对呼吸无抑制作用。

【禁忌证】 妊娠及哺乳期妇女。

【不良反应】 可有皮疹、头晕、恶心、呕吐等。

苯丙哌林 Benproperine

【商品名或别名】 苯哌丙烷磷酸盐，咳快好，咳哌宁，科福乐。

【分类】 化学：吗啡喃类。治疗学：中枢性镇咳药，非麻醉性镇咳药。妊娠分类：C。

【指征和剂量】各种原因引起的刺激性咳嗽。口服：20~40mg，tid。

【制剂】片剂：每片 20mg。

【药动学】口服 15min 后起效，作用持续 4~7h。

【作用机制】兼有中枢性和外周性双重机制，尚有罂粟碱样平滑肌解痉作用。阻断肺及胸膜系的牵张感受器产生的肺迷走神经反射作用。本药对呼吸无抑制作用。也不引起便秘。

【禁忌证】孕妇及对本品过敏患者。

【不良反应】偶有轻度口干、嗜睡、乏力、头昏、胃部烧灼感、食欲不振、皮疹等。

【注意事项】本品对口腔黏膜有麻醉作用，故应整片吞服，切勿嚼碎以免引起口腔麻木。

福尔可定 Pholcodine

【商品名或别名】福可定，吗啉乙吗啡，服尔咳定。

【分类】化学：阿片生物碱。治疗学：中枢性镇咳剂。妊娠分类：C。

【指征和剂量】用于剧烈干咳或中等度疼痛者。口服：每次 1~2 片。

【制剂】片剂：每片 5mg、10mg、15mg。

【不良反应】偶有恶心、嗜睡，可致依赖性。依赖性小于可待因，大剂量引起兴奋、不安、共济失调。

【注意事项】遇光易变质，应密封。

【患者用药指导】新生儿和儿童易于耐受本品，不致引起便秘和消化紊乱。

苯佐那酯 Benzonatate

【商品名或别名】退嗽，退嗽露，Ventussin。

【分类】化学：丁卡因的衍生物。治疗学：中枢性镇咳药。妊娠分类：C。

【指征和剂量】用于急性支气管炎、支气管哮喘、肺炎、肺癌引起的刺激性干咳。对顽固性呃逆也有一定的疗效。

【制剂】丸剂：每丸 25mg、50mg、100mg。

【药动学】服后 20min 起效，持续 2~8h。

【作用机制】对肺脏的牵张感受器及感觉神经末梢有明显抑制作用。抑制肺迷走神经反射而起镇咳作用。

【禁忌证】痰多患者。

【不良反应】偶引起嗜睡、眩晕、头痛、恶心和胸部紧迫感、皮疹等。

【注意事项】服药时勿嚼破药丸，以避免口腔麻木感。

二甲啡烷 Dimemorfan

【商品名或别名】二甲吗喃，Astomin，Dastosm，Gentus。

【分类】化学：吗啡喃烷。治疗学：中枢性镇咳药。妊娠分类：D。

【指征和剂量】用于各种干咳。口服 10～20mg，tid。

【制剂】片剂：每片 10mg。

【作用机制】作用于咳嗽中枢，镇咳效果约为可待因的 2 倍，无镇痛作用。

【禁忌证】痰多患者慎用。

【不良反应】偶见嗜睡、口干、食欲不振、腹泻及恶心等。

奥昔拉定 Oxoladin

【商品名或别名】咳乃定，压咳定，沃克拉丁。

【分类】化学：吗啡喃烷。治疗学：非依赖性选择性中枢镇咳药。妊娠分类：D。

【指征和剂量】用于急、慢性呼吸道感染引起的咳嗽，亦用于各种气道损伤或胸膜受刺激引起的咳嗽。

口服：成人 10～20mg，tid 或 qid。

【制剂】片剂：每片 10mg、20mg。

【禁忌证】心功能不全、肺淤血者慎用。

【不良反应】恶心、嗜睡、头晕等。

普罗吗酯 Promolate

【商品名或别名】盐酸普鲁吗酯，咳必定，咳吗，Morphethylbutyne，Mebutus。

【分类】化学：吗啡喃类。治疗学：非依赖性选择性中枢镇咳药。妊娠分类：D。

【指征和剂量】用于上呼吸道感染、急性支气管炎引起的咳嗽，尤其适用于咳嗽影响睡眠的患者。

口服：200mg，tid。

【制剂】片剂：每片 200mg、250mg。

【作用机制】抑制咳嗽中枢，还能缓解组胺、乙酰胆碱等引起的气管平滑肌痉挛，尚具一定镇静性。

【禁忌证】哺乳期、妊娠期妇女慎用。

【不良反应】偶有口干、恶心、胃部不适。

异米尼尔 Isoaminile

【商品名或别名】异丙戊晴，咳得平，Peracon，Dimyeil。

【分类】化学：吗啡喃类。治疗学：中枢性镇咳药。妊娠分类：D。

【指征和剂量】上呼吸道炎症和急、慢性支气管炎引起的咳嗽。

口服：40mg，tid。

【制剂】片剂：每片40mg。

【作用机制】阻断咳嗽中枢的咳嗽反射尚具有轻度的局麻和平喘作用，无依赖性，对呼吸及血压影响很小。

【禁忌证】哺乳期、妊娠妇女慎用。

【不良反应】偶见头昏、恶心、便秘等反应。

布他米酯 Butamirate

【商品名或别名】咳息定，Acodeen，Sinecod。

【分类】化学：吗啡喃类。治疗学：中枢性镇咳药。妊娠分类：D。

【指征和剂量】上呼吸道炎症所致的咳嗽。1~2片，tid 口服。

【制剂】片剂：每片10mg。

【作用机制】为中枢性镇咳药，无依赖性，作用较强，起效快，并有解痉和增加支气管分泌的作用。

【禁忌证】妊娠、哺乳期妇女慎用。

【不良反应】偶有恶心、腹泻。

二、祛痰药

氯化铵 AmmoniumChloride

【分类】化学：无机盐类或偏酸性盐类。治疗学：祛痰药。妊娠分类：B。

【指征和剂量】①祛痰：本品一般不单独应用，常与其他镇咳祛痰药组成复方制剂。适用于急性或慢性支气管炎痰液黏稠难以咳出的患者；②酸化体液：治疗碱血症；③酸化尿液：可以促进某些碱性药物的排泄，也可使必须在酸性环境中发挥药效的药物（如乌洛托品）产生作用。

口服：祛痰时：成人 0.3～0.6g，tid。酸化体液或尿液时：成人 0.6～2g，tid。

【制剂】片剂：每片 0.3g。

【药动学】本品极易从消化道吸收，在体内几乎全部转化降解。铵离子在肝脏内代谢为尿素，氯离子进入血液或细胞间液而使其 pH 降低，当其经肾脏排泄时可使尿液的 pH 降低。

【作用机制】本品口服后能局部刺激胃黏膜而引起轻度恶心，反射性地兴奋气管、支气管腺体的迷走神经，促使腺体分泌增加，痰液稀释而易于咳出。也有小部分药物吸收后由呼吸道黏膜排出。由于渗透压作用带出水分而使痰液稀释，也有助于痰液的排出。但本品的祛痰作用较弱。

【禁忌证】对本品过敏者和严重肝、肾功能不良者禁用，因后者容易引起酸中毒和高氨血症。溃疡病患者慎用。

【不良反应】大量服用可致恶心、呕吐、口渴、胃痛、高氯性酸中毒。为减轻对胃的刺激，片剂宜溶于水中，饭后服用。药物过量服用可引起头痛、过度通气、进行性嗜睡、重度酸中毒和高氨血症。酸中毒时可静脉滴注碳酸氢钠或乳酸钠溶液纠正，低钾血症可口服适量钾盐。

愈创甘油醚 Guaifenesin

【商品名或别名】愈创木酚甘油醚，GlycerylGuaicolate，Glycetuss，Robitussin。

【分类】化学：磷甲氧基苯酸衍生物。治疗学：祛痰药。妊娠分类：C。

【指征和剂量】祛痰：用于慢性支气管炎的多痰性咳嗽，多数与其他镇咳、平喘药组成复方制剂应用于临床。

口服：成人 0.2g，tid 或 qid。

【制剂】片剂：每片 0.2g。糖浆剂：每瓶 2%，100mL。

【药动学】此药口服后吸收不完全，大部分自肠道排出，少量吸收后代谢为葡糖醛酸结合物随尿排出，排泄快。

【作用机制】本品口服后刺激胃黏膜，反射性地引起支气管分泌增加，降低痰的黏度，而产生祛痰作用。本品还有较弱的消毒防腐作用，可减少痰液的恶臭味。大剂量应用时尚有松弛支气管平滑肌的作用。

【禁忌证】对本品过敏者禁用；本品有刺激和扩张血管平滑肌的作用，故禁用于肺出血、急性胃肠炎和肾炎患者。

【不良反应】有时可出现恶心、胃部不适等不良反应。

溴己新 Bromhexine

【商品名或别名】必嗽平，必消痰，溴苄环己铵，溴己铵，Bisolvon，Broncokin。

【分类】化学：合成鸭嘴花碱衍生物。治疗学：祛痰药。妊娠分类：B。

【指征和剂量】祛痰：适用于白色黏痰咳出有困难的患者。

口服：成人 8~16mg，tid；儿童 4~8mg，tid。一般需连服 3~5d 后才有明显疗效。

【制剂】片剂：每片 8mg。

【药动学】本品口服易于吸收，1h 后血药浓度达峰值。体内药物绝大部分以其代谢物形式从尿中排出，少量经粪便排泄。

【作用机制】本品可直接作用于支气管腺体，促使黏液分泌细胞的溶酶体释出，使痰中的黏多糖纤维分化裂解；还可抑制黏液腺和杯状细胞中酸性糖蛋白的合成，使之分泌黏滞性较低的小分子糖蛋白，而使痰液的黏稠度降低，易于咳出。此外，本品还可刺激胃黏膜反射性地引起呼吸道腺体分泌增加，使痰液稀释。

【禁忌证】胃溃疡患者慎用。

【不良反应】偶有恶心、胃部不适及血清转氨酶升高。

氨溴索 Ambroxol

【商品名或别名】溴环胺己醇，沐舒坦，痰之保克，兰勃素缓释胶囊奥勃素，全福乐舒痰液，Mucosolvan，Lambroxol，Transbroncho。

【分类】化学：人工合成的溴己新体内代谢物。治疗学：祛痰药。妊娠分类：C。

【指征和剂量】适用于黏痰不易咳出的各种急、慢性支气管炎和肺部疾病，如：①慢性阻塞性肺病（COPD）：COPD 的急性发作期，本品能提高一些抗生素在肺组织中的浓度，促进腺体分泌和纤毛运动，加速痰液从管壁脱落，从而提高抗生素疗效，缩短疗程；②伴有痰栓的支气管炎症：可使痰易于咳出，呼吸困难减轻；③肺泡蛋白沉积症、囊性纤维化（CF）和尘肺等：有人对 36 例 CF 患者进行了双盲对照性观察，结果显示应用本品的治疗组患者肺功能无明显变化，而安慰剂对照组患者的肺功能进一步恶化。本品可促进尘肺患者的粉尘廓清，减轻和推迟肺部病变的发展；④呼吸窘迫综合征（RDS）：使用本品后，RDS 患者的 PaO_2/FiO_2、平均呼吸道压力、气管溶出物中的磷脂含量、肺自发性呼吸力等指标均有明显的改善；⑤Sjogren 综合征和中耳炎：本品可使中耳炎症状明显地改善，使听觉、传导性耳聋、鼓室及听阈测定等体征改善；⑥可保护肺组织免受化疗、放疗等引起的损伤，并可抑制儿童呼吸道感染时的气道高反应性。

口服：成人 30mg，tid 或 qid，饭后服；5~12 岁儿童 15mg，tid。长期（3~6个月）用药时，剂量可减为 qd 或 bid。静脉注射、肌内注射或皮下注射：成人 15~30mg，bid 或 tid；儿童（应注射 2~3min）：总剂量 1.2~1.6mg/（kg·d），分 2~3 次注射。静脉滴注可与葡萄糖、果糖、等渗盐水或林格液一起滴注。

【制剂】片剂：每片含本品 30mg。糖浆：30mg/5mL。控释胶囊：每粒 75mg。口服液：30mg/支（5mL）。注射剂：每支 15mg/2mL。气雾剂：每支 15mg/2mL。

【药动学】本品口服后迅速、完全地被肠道吸收，生物利用度接近 100%。药物被吸收后迅速地从血液向各组织和脏器分布，在肝脏内被代谢为二溴邻氨基苯甲酸，90%的代谢产物经肾脏排泄。

【作用机制】本品是溴己新在体内的一个活性代谢产物，其作用比溴己新强。镇咳作用相当于可待因的 1/2。本品是一种具溶解黏液、促进肺表面活性物质合成、激活纤毛黏液毯净化功能等多种作用的黏液溶解剂。其药理作用机制包括：①刺激支气管黏液腺，增加中性黏多糖的分泌，减少酸性黏多糖的合成并促进其代谢，从而使呼吸道黏液的理化性质趋于正常有利于排出；②刺激Ⅱ型肺泡上皮细胞 Clara 细胞，促进肺泡表面活性物质的合成和分泌。增加肺泡巨噬细胞磷脂酰胆碱的含量，影响肺的磷脂代谢。本品还促进肺表面活性物质的合成与分泌。③激活呼吸道黏膜纤毛功能，有利于呼吸道分泌物的排出。应用本品后，呼吸道纤毛运动的频率可增加 10.8%；④能增加抗生素在肺组织及其分泌液中的浓度。例如本品能使氨苄青霉素在支气管肺组织中的浓度升高 23%；使红霉素、羟氨苄青霉素浓度升高 27%；⑤本品可降低健康人血中尿酸水平，这一作用成剂量相关性；⑥抑制脂质氧化过程，抑制白介素-1、肿瘤坏死因子（TNF）的生成，从而对肺组织提供保护；⑦阻断细菌蛋白与呼吸道黏膜上皮细胞葡萄糖结合体的相互作用而预防感染；⑧抑制吸入枸橼酸气溶胶引起的咳嗽反射，其作用强度不如可待因。

【禁忌证】对本品过敏者。

【禁忌证】妊娠 3 个月内的孕妇和胃溃疡患者慎用。

【不良反应】①与溴己新相似，偶见过敏性皮疹；②注射时可出现心悸、恶心、胸闷、皮肤瘙痒等变态反应；③注射液不应与 pH>6.3 的其他溶液混合。

乙酰半胱氨酸 Acetylcysteine

【商品名或别名】富露施，痰易净，易咳净，N-Acetyl-L-Cysteine，Mucomyst，Mucofilin，NAC。

【分类】化学：含巯基还原剂。治疗学：祛痰药。妊娠分类：B。

【指征和剂量】祛痰：适用于手术后咳痰困难及肺部感染并发症的预防和治疗，适用于急、慢性支气管炎、肺部疾病等患者的咳痰困难、呼吸困难等。

呼吸道局部给药（现已很少应用）：使用时先将患者的咽喉部、气管内的分泌物用吸引器吸出，然后用下列方法给药：①喷雾。以本品 20% 水溶液和 5% 碳酸氢钠溶液等量混合后喷雾或雾化吸入，1~3mL，bid 或 tid。②气管内滴入。急救时以 5% 水溶液自气管滴入或气管套管内直接滴入气管，0.5~2mL，bid 或 qid。③气管注入。急救时以 5% 水溶液用注射器自气管的甲状舌骨环膜处，注入气管腔内，0.5~2mL，bid。

口服给药：成人 0.2g，tid；小儿 0.1g，bid 或 qid，酌情增减。

【制剂】喷雾用粉剂：每瓶 0.5g。口服颗粒剂：每袋 0.1g、0.2g。

【药动学】口服后迅速被吸收，达到最高血药浓度约需 30min，分布快速、广泛，在肠壁及肝中被迅速代谢，并作为谷胱甘肽前体合成还原型谷胱甘肽。大约 70% 药物的消除为非肾型，以硫酸盐的形式排泄。（供参考）

【作用机制】系黏痰溶解剂。本品分子中的巯基（-SH）能使痰液中糖蛋白的二硫键断裂，使糖蛋白分解，黏痰液化，黏稠度降低而易于咳出。

本品对脓性痰中的 DNA 纤维也有裂解作用。其作用的最适条件是：浓度 10%~20%，pH7~9。本品在酸性环境中的祛痰作用明显减弱。

【禁忌证】对本品过敏者。

【不良反应】①局部给药对呼吸道黏膜有刺激作用，可能引起呛咳，甚至支气管痉挛。呛咳在药物减量后可消失，β_2 受体激动剂可缓解支气管痉挛症状；②水溶液有硫化氢的臭味，可引起部分患者恶心、呕吐，但市售颗粒剂（富露施）甚少发生。

【注意事项】①老年患者和支气管哮喘患者慎用局部给药；②本品不宜与金属、橡皮、氧化剂和氧气接触，故喷雾器需用玻璃或塑料制品；③与酸性较强的药物合用，可使本品的作用明显降低；④本品不宜与青霉素类、头孢菌素类抗生素合用，因其可降低抗生素的作用。确实必须联合应用时，应间隔4h交替使用。⑤口服颗粒剂（富露施）含有少量糖分，糖尿病患者慎用。

羧甲司坦 Carbocisteine

【商品名或别名】羧甲基半胱氨酸，美咳片，化痰片，S-Carbomethylcys-teine，Carboxymethylcysteine。

【分类】化学：半胱氨酸衍生物。治疗学：祛痰药。妊娠分类：B。

【指征和剂量】祛痰。适用于各种呼吸道疾病引起的痰液稠厚、咳出困难、气管阻塞，以及预防手术后的咳痰困难和并发肺部感染等。

口服：成人0.5g，tid；儿童3~5岁，62.5mg，tid；5~12岁，125mg，tid；12岁以上，0.25g，tid。

【制剂】片剂：每片0.25g。口服液：化痰口服液每支0.25g/10mL、0.5g/10mL。

【药动学】口服吸收后经体内代谢游离出巯基才能生效，气道内给药无效。

【作用机制】本品可减少支气管黏液的分泌，裂解痰中黏多糖蛋白等黏性物质，使痰液的黏稠度下降，易于咳出，还可促进支气管黏膜的修复。

【禁忌证】对本品过敏者。溃疡病患者和孕妇慎用。

【不良反应】少数患者用药后可出现胃部不适感、腹泻、恶心、皮疹或轻度头晕等不良反应。

标准桃金娘油 Myrtol　Standardized

【商品名或别名】吉诺通，强力稀化黏素，GelomyrtolForte。

【分类】化学：标准桃金娘油。治疗学：祛痰药。妊娠分类：B。

【指征和剂量】①通过调节分泌及主动促排作用，使黏液易于排出。适用于急、慢性鼻炎，鼻窦炎和支气管炎；②适用于鼻功能手术的术后治疗及支气管扩张、慢性阻塞性肺病（COPD）、肺部真菌感染、肺结核、尘肺等呼吸系疾病的治疗；③可在支气管造影术后使用，以加速造影剂的排出。本品不含糖，可用于糖尿病患者。

口服：成人每次1粒，急性病患者tid或qid；慢性病患者bid；功能性鼻内窥镜手术后治疗 tid，疗程 3~4 周以上。

【制剂】胶囊：每粒含标准桃金娘油 120mg（供儿童用），或 300mg（供成人用）。

【药动学】主要通过碱化分泌物和拟交感活性，提高气道黏膜纤毛清除功能而发挥祛痰作用。

【作用机制】标准桃金娘油在上、下呼吸道黏膜均能迅速发挥溶解黏液、调节分泌的作用，并能主动地刺激黏液纤毛运动，增强黏液纤毛清除功能。使黏液运转速度显著地加快，易于排出。此外，本品具有抗炎作用，能通过减轻支气管黏膜肿胀而起支气管舒张作用。本品有一定的杀菌作用能消除呼气时的恶臭气味。

【禁忌证】对本品过敏者。

【不良反应】仅少数患者出现轻度胃肠道不良反应。

【注意事项】本品不可打开或嚼碎服用；宜在餐前 30min 用较多的凉开水送服；最后一次剂量可在临睡前服用，利于夜间睡眠。

第二节　平喘药

支气管哮喘的发病机制非常复杂，迄今尚未明了。近年来认为，在周围环境中包括各种变应原在内的诱发因素和遗传因素的共同作用下，支气管平滑肌痉挛、气道变态反应性炎症和气道重塑等病理生理学异常及其引起的气道高反应性是导致气喘症状的原因。

根据药理学特点，常用的平喘药有六大类：①β 受体激动剂；②茶碱类；③抗胆碱药物；④糖皮质激素；⑤炎症递质阻释剂、拮抗剂；⑥其他。也有学者主张根据治疗哮喘药物能否迅速缓解哮喘症状及其对气道变态反应炎症有无抑制作用，将其分为两大类：①缓解喘息症状类药物；②抗炎类药物。前者用于对症治疗，主张按需使用，后者用于预防和缓解期治疗，主张长期、每日使用。

由于支气管哮喘的靶器官在呼吸道，口服给药需要的药物剂量大、作用较慢、全身不良反应较多，而吸入给药则具有作用迅速、需要的剂量小、全身不良反应少等优点。因此，推荐通过吸入方法给药。患者能否正确选择和应用不同的吸入装置对疗效有重要的影响，因而临床医师有必要教会患者掌握正确的吸入技术。

为了提高疗效、减少药物的不良反应，临床医师可根据哮喘患者的病情联合应用作用机制不同的平喘药物。

一、β受体激动剂

肾上腺素 Epinephrine

【商品名或别名】 副肾素，Paranephrin，Epinephrine，Suprarennline。

【分类】 化学：拟交感类药物。治疗学：平喘药。妊娠分类：X。

【指征和剂量】 ①支气管哮喘急性发作：皮下注射：成人 0.25 ~ 0.5mg，小儿 0.01 ~ 0.02mg/kg。必要时隔 15 ~ 30min 重复使用 1 次。②哮喘持续状态（重度哮喘发作）：静脉滴注：0.75 ~ 1mg 溶于 500 ~ 1000mL 等渗液中。③过敏性休克：皮下注射：0.5 ~ 1mg。必要时隔 15 ~ 30min 重复使用 1 次。④心跳骤停的急救：静脉注射或心腔内注射：成人 0.25 ~ 0.5mg，用生理盐水稀释 10 倍后注射。⑤其他急性过敏性疾病：如血管神经性水肿、荨麻疹和枯草热等。皮下注射：成人 0.25 ~ 0.5mg。必要时隔 15 ~ 30min 重复使用 1 次。⑥局部止血：局部应用于鼻黏膜或牙龈止血。与局麻药合用，可减少出血、延长麻醉时间。⑦青光眼：滴眼：用 1% ~ 2% 溶液，常与毛果芸香碱合用。

【制剂】 注射剂：每支 0.5mg/0.5mL、1mg/mL。

【药动学】 平喘作用迅速而短暂，因为本品在体内易被肠道儿茶酚胺-氧位-甲基转移酶（COMT）和单胺氧化酶（MAO）代谢灭活。

【作用机制】 本品系肾上腺素受体激动剂，对 α 受体和 β 受体均有兴奋作用。通过兴奋气道平滑肌细胞膜上的 β_2 受体，使挛缩的平滑肌松弛缓解气喘症状；通过兴奋肥大细胞膜上的 β_2 受体，抑制其脱颗粒过程，减少致喘性炎性递质的释放；并能通过兴奋支气管黏膜血管上 α 受体，使黏膜小血管收缩，减轻黏膜充血、水肿。改善通气功能。

【禁忌证】 禁用于器质性心脏病、高血压、严重动脉硬化、甲状腺功能亢进、糖尿病、妊娠、洋地黄中毒、外伤及出血性休克等。老年人慎用。

【相互作用】 ①2 周内用过单胺氧化酶抑制剂者不宜使用本品；②本品不可与氯仿、氟烷、环丙烷、洋地黄、锑剂合用，以免引起严重的心律失常。

【不良反应】 ①可能引起焦虑、不安、震颤、头痛、心悸、恶心、失眠等症状；②剂量过大或注射速度过快可使心率加快、血压急剧升高，严重者可引起脑出血、心律失常（甚至心室颤动）。

【注意事项】①本品静脉滴注时应监测心率和血压。及时调整滴速；②对于休克患者应先补充血容量、纠正酸中毒；③本品应避光、避热保存，溶液变色后不可再用。

麻黄碱 Ephedrine

【商品名或别名】麻黄素，Ephetonin，Sanedrine。

【分类】化学：肾上腺素受体激动剂。治疗学：平喘药。妊娠分类：C。

【指征和剂量】①支气管哮喘：口服：成人 25mg，tid；小儿 0.5～1mg/kg。皮下或肌内注射：成人 15～30mg；小儿同口服剂量。静脉注射：成人 15～30mg加入 50%葡萄糖注射液 40mL，缓慢注入。②其他过敏性疾病：如变应性鼻炎、枯草热、过敏性结膜炎、荨麻疹等。变应性鼻炎和结膜炎用 0.5%～1%溶液滴鼻或滴眼。其他用法同上。③休克：作为升压药，静脉注射；成人 15～30mg 加入50%葡萄糖注射液 40mL，缓慢注入。④局部止血。鼻黏膜或支气管黏膜局部应用可收缩血管。

复方麻黄碱片（商品名百喘朋）：每片含盐酸麻黄碱 25mg 和盐酸苯海拉明25mg。口服：成人 1 片，tid；5 岁以上儿童口服 1/3～1 片，tid。

【制剂】片剂：每片 15mg、25mg、30mg。注射剂：每支 30mg/1mL。

【药动学】本品不易被胃肠道的酶水解，因此除可注射外，也可口服。口服后 30min 起效，作用约维持 4h。约在 24h 内全部由尿液排出。

【作用机制】作用类似于肾上腺素，但较温和、缓慢。

【禁忌证】高血压、冠心病和甲状腺功能亢进者禁用。前列腺增生者慎用，以免引起排尿困难。

【相互作用】本品易于产生耐药性，但如与茶碱、苯巴比妥合用，可减少剂量和产生耐药性的机会。本品有中枢神经兴奋作用，与镇静剂（如苯巴比妥）同时应用可减轻中枢兴奋症状。

【不良反应】①较大剂量时可出现中枢神经兴奋症状，如兴奋、失眠、不安，甚至震颤；②也可能引起心动过速、心悸、出汗和发热感等血管收缩症状。

【患者用药指导】应在医师指导下应用。

异丙肾上腺素 Isoprenaline

【商品名或别名】喘息定，治喘灵，Isoprenaline，Isuprel，Aludrin。

【分类】化学：拟交感类。治疗学：平喘药。妊娠分类：C。

【指征和剂量】治疗支气管哮喘急性发作。

舌下含服：成人 10~20mg，tid；5 岁以上小儿 2.5~10mg，tid。气雾剂吸入：成人 1~2 喷，tid 或 qid。

【制剂】片剂：每片 10mg。气雾剂：0.5%，每瓶 14g，含 200 喷。复方异丙肾上腺素气雾剂（商品名：气喘气雾剂）：含 0.4% 异丙肾上腺素、0.4% 新福林和 0.15% 维生素 C。

【药动学】舌下含服后 30~60s 起效，作用维持 1h 左右。口服无效因为可被消化道中肠菌和儿茶酚胺-氧位-甲基转移酶（COMT）破坏，也可直接与硫酸盐结合而失效。

【作用机制】平喘作用强而迅速，可使肺通气功能迅速改善；具有增强心肌收缩力、加快脉搏、血压升高和兴奋窦房结、房室结，改善心脏传导阻滞作用。

【禁忌证】高血压、冠心病和甲状腺功能亢进者禁用。

【不良反应】①可引起心动过速、心律失常，甚至心室纤颤；可出现头痛、恶心和口干等血管扩张症状；②使无通气功能的肺组织血管扩张，出现"盗血"现象，加重患者的通气/血流比例失调，引起低氧血症。

【注意事项】本品的中间代谢产物 3-氧甲基异丙肾上腺素具有轻度 β 受体阻滞作用，反复、大剂量应用本品时，上述代谢产物在体内积聚，可引起"闭锁综合征"，即临床上表现为哮喘持续发作，且对各种平喘药耐药。

【患者用药指导】①本品受热、遇光易于变质，故应贮存在阴凉处；②本品对 β_2 和 β_2 受体均有作用，因此可产生心血管系统的不良反应。由于近年来上市的高选择性 β_2 受体激动剂更为安全、有效，本品已经较少应用。

沙丁胺醇 Salbutamol

【商品名或别名】舒喘宁，嗽必妥，爱纳灵（Etinoline），万托林（Ventolin），Albuterol，Proventil。

【分类】化学：β_2 受体激动剂。治疗学：平喘药。妊娠分类：C。

【指征和剂量】适用于治疗支气管哮喘或喘息性支气管炎等伴有支气管痉挛的呼吸道疾病。

①口服：成人 2~4mg，tid 或 qid；小儿 0.1~0.15mg/kg，bid 或 tid。缓释胶囊：成人 8mg，bid，儿童剂量酌减。②气雾剂吸入：每次 1~2 喷，必要时 q4h，

每 24h 不宜超过 8 次。③干粉吸入：成人 0.4mg，tid 或 qid；5 岁以上儿童剂量减半，bid 或 tid。④溶液雾化吸入：适用于重度急性哮喘发作。成人 1~2mL，q4~6h 经射流装置雾化吸入。

静脉注射：成人 0.4mg，用 5% 葡萄糖注射液 20mL 稀释后缓慢注射。静脉滴注：成人 0.4mg，用 5% 葡萄糖注射液 100mL 稀释后静脉滴注。皮下或肌内注射：成人 0.4mg，必要时 4h 后重复注射。

【制剂】片剂或胶囊：每片（粒）2mg、4mg、8mg。气雾剂：每喷 0.1mg，每瓶 100 喷、200 喷。雾化溶液：浓度 0.083%、0.5%。注射剂：每支 0.5mg。

复方制剂：①可必特（Combivent）气雾剂：每喷含本品 0.12mg 和异丙托溴胺 0.02mg，每瓶 200 喷、100 喷；可必特雾化溶液每支 2.5mL，含本品 3mg 和异丙托溴胺 0.5mg（含量需核实）。②易息晴：系本品与茶碱的双层缓释片。每片含本品 2mg 和茶碱 150mg。成人 1 片吞服，bid。

【药动学】吸入本品 0.2mg，血药峰浓度为 2.95 和 3.57mmol/L；吸入 0.4mg，血药峰浓度则为 4.41 和 5.69mmol/L。口服后 65%~84% 吸收不易被硫酸酯酶和儿茶酚氧位甲基转移酶（COMT）破坏。15min 起效，1~3h 达最大效应，作用维持 4~6h。消除半衰期为 2.7~5.0h。经肝脏灭活，代谢物由尿排出。静脉注射即刻起效，5min 时达峰值，作用维持 2h 以上。

【作用机制】本品为高选择性、强效 β_2 受体激动剂。对 β_2 受体的选择性是异丙肾上腺素的 288 倍。

【禁忌证】对本品或其他肾上腺素受体激动剂过敏者禁用。高血压、冠心病、糖尿病、心功能不全、甲状腺功能亢进患者和妊娠初期妇女慎用。

【相互作用】①不宜与其他 β 受体激动剂或阻滞剂合用；②与茶碱类药物合用，可增强松弛支气管平滑肌作用，也可能增加不良反应。

【不良反应】较少而轻微。①大剂量时可出现肌肉和手指震颤、心悸、头痛、恶心、失眠等症状；②可能引起低血钾。

【注意事项】①老年人或对本品敏感的患者，应从小剂量开始，以免引起心慌、手抖等症状；②低血钾患者或同时应用排钾性利尿剂、糖皮质激素的患者慎用或及时补钾。

【患者用药指导】①对于急性哮喘发作，可间隔 20min 吸入本品 2~4 喷，如果 1h 内仍未能控制症状，应立即去医院急诊；②控释片服用时应当吞服，不可嚼碎；③初次应用本品者出现的心慌、手抖等症状，通过一段时间的应用可逐渐减轻、消失；④本品不宜长期、单一使用。

特布他林 Terbutaline

【商品名或别名】间羟叔丁肾上腺素，叔丁喘宁，博利康尼，BricanylBronchodil。

【分类】化学：β_2 受体激动剂。治疗学：平喘药。妊娠分类：C。

【指征和剂量】适用于治疗支气管哮喘或喘息性支气管炎等伴有支气管痉挛的呼吸道疾病。

①口服：成人 2.5~5mg，tid；小儿 0.065mg/kg，bid 或 tid。②气雾剂吸入：0.25~0.5mg，必要时 q4~6h。严重病例每次可吸入 1.5mg，但 24h 内不可超过 6mg。③干粉吸入：成人 0.5mg，qid，24h 内不得超过 6mg；5~12 岁的儿童剂量减半，最大剂量不得超过 4mg/d。④溶液雾化吸入：适用于重度急性哮喘发作。成人每次 1~2mL，q4~6h 一次经射流装置雾化吸入，用生理盐水将其稀释至 2.0mL。⑤皮下注射：成人 0.25mg，必要时 4~6h 内可重复 1 次。

【制剂】片剂：每片 2.5mg。缓释片：每片 5mg、7mg。气雾剂：每喷 0.25mg，每瓶 100 喷、200 喷。干粉剂（博利康尼都保），每吸 0.5mg，每瓶 100 吸、200 吸。雾化溶液：每支 2mL，含本品 5mg。注射剂：每支 0.5mg。

【药动学】口服生物利用度为 15%±6%，30min 后起效。不易被体内儿茶酚氧位甲基转移酶（COMT）和单胺氧化酶（MAO）这两种酶所代谢灭活，故作用可维持 5~8h。血浆蛋白结合率为 25%。2~4h 作用达峰值。气雾剂吸入后 5~15min 显效，作用持续 4h 左右。皮下注射后 5~15min 起效，0.5~1h 作用达峰值，持续 1.5~4h。

【作用机制】高选择性 β_2 受体激动剂，对支气管 β_2 受体的选择性与沙丁胺醇相似，对心脏的兴奋作用仅为沙丁胺醇的 1/10。除了舒张支气管平滑肌外，本品尚有增加纤毛-黏液毯廓清能力，促进痰液排出，减轻咳嗽症状。

【禁忌证】对本品或其他肾上腺素受体激动剂过敏者禁用。高血压、冠心病、糖尿病、心功能不全、甲状腺功能亢进患者和妊娠初期妇女慎用。

【相互作用】【不良反应】【患者用药指导】同沙丁胺醇。

班布特罗 Bambuterol

【商品名或别名】帮备，Bambec，巴布特罗。

【分类】化学：特布他林的前体药。治疗学：平喘药。妊娠分类：C。

【指征和剂量】适用于支气管哮喘、喘息性支气管炎的治疗，尤其适合于夜间哮喘的预防和治疗。

口服：5~20mg，qd，睡前服用。成人起始剂量 5~10mg，1~2 周后根据病情可逐渐增加至 10~20mg。肾功能不全（肾小球滤过率≥50mL/min）的患者，宜从 5mg 开始服用。儿童：2~5 岁，推荐剂量 5mg/d，2~12 岁，剂量不宜超过 10mg/d。

【制剂】片剂：每片含本品 10mg、20mg。

【药动学】本品和中间代谢产物对肺组织亲和力强，在肺内代谢成特布他林，增加了肺组织内活性药物的浓度。口服本品后 20% 被吸收，其吸收不受食物的影响。本品经血浆胆碱酯酶水解、氧化，缓慢代谢为特布他林。约 1/3 在肠壁和肝脏内代谢成中间产物。本品口服剂量的 10% 转化为特布他林，2~6h 达血药峰浓度，有效作用可维持 24h。连续服药 4~5d 后达血浆稳态浓度。本品血浆消除半衰期为 13h。活性代谢产物特布他林的血浆消除半衰期为 17h。本品和特布他林主要经肾脏排泄。

【作用机制】本品系特布他林的前体药。本品在体外没有活性，进入体内被水解为有活性的特布他林。作用机制与特布他林相同。

【禁忌证】对本品和特布他林过敏者禁用。

【相互作用】同特布他林。

【不良反应】比特布他林轻微。治疗初期可能出现手指震颤、头痛、心悸等症状，其严重程度与给药剂量有关，多数在治疗 1~2 周后逐渐减轻、消失。

【注意事项】基本同特布他林。对于严重肾功能不全患者的起始剂量应予减少；对于肝硬化患者，由于本品在体内代谢为特布他林的个体差异无法预测，因此，主张不用本品而直接应用特布他林。

【患者用药指导】①初次应用本品者出现的心慌、手抖等症状，通过一段时间的应用可逐渐减轻、消失；②本品不宜长期、单一使用；③本品起效较慢，不推荐用于哮喘急性发作的治疗。

非诺特罗 Fenoterol

【商品名或别名】酚丙喘宁，酚丙羟异丙肾上腺素，芬忒醇，备劳喘，Berotec。

【分类】化学：β$_2$ 受体激动剂。治疗学：平喘药。妊娠分类：C。

【指征和剂量】适用于治疗支气管哮喘、喘息性支气管炎。

口服：成人 5～7.5mg，tid；儿童剂量酌减。气雾剂吸入：成人 0.2～0.4mg，tid 或 qid；儿童 0.2mg，tid。

【制剂】片剂：每片 2.5mg。气雾剂：每瓶含本品 200mg，可作 300 喷。

【药动学】口服吸收迅速，2h 后达血药峰浓度，作用可维持 6～8h。气雾剂吸入 3min 起效，1～2h 达最大效应，作用至少维持 4～5h。

【作用机制】系一强效 β_2 受体激动剂，对 β_2 受体的选择性较好。

【禁忌证】对本品或其他肾上腺素受体激动剂过敏者禁用。

【相互作用】与沙丁胺醇相仿。本品心血管不良反应较多，重症哮喘应用死亡率偏高，目前很少应用。

【不良反应】与沙丁胺醇相仿，但不良反应稍多。可引起低血钾症。

【注意事项】【患者用药指导】与沙丁胺醇相仿。

吡布特罗 Pirbuterol

【商品名或别名】吡舒喘宁，吡丁舒喘宁，Exirei。

【分类】化学：β_2 受体激动剂。治疗学：平喘药。妊娠分类：C。

【指征和剂量】适用于治疗支气管哮喘、喘息性支气管炎。

口服：成人 10～15mg，tid。

【制剂】胶囊：每粒 10mg、15mg。

【药动学】本品口服吸收良好，用药后 0.5～1h 内即可出现支气管舒张作用，作用可持续 7～8h。

【作用机制】本品系高选择性 β_2 受体激动剂，对 β_2 受体的选择性是沙丁胺醇的 7 倍，因此对心血管系统的影响较小。

【禁忌证】对本品或其他肾上腺素受体激动剂过敏者禁用。

【相互作用】与沙丁胺醇相仿。

【不良反应】比沙丁胺醇轻微，主要表现为口干、头痛和肌肉震颤。

【注意事项】与沙丁胺醇相仿。

【患者用药指导】与沙丁胺醇相仿。目前不推荐应用于儿童。

妥洛特罗 Tulobuterol

【商品名或别名】叔丁氯喘通，丁氯喘，咯布特罗，喘舒，息克平，Chlobamol，Lobuterol，Berachin。

【分类】化学：β_2 受体激动剂。治疗学：平喘药。妊娠分类：C。

【指征和剂量】适用于治疗支气管哮喘、喘息性支气管炎。

口服：成人 0.5~1mg，bid。小儿 0.04mg/（kg·d），分 2 次服用。

【制剂】片剂：每片含 0.5mg、1mg。

【药动学】本品口服后胃肠道吸收良好且迅速。在体内主要分布于肝、肾、消化器官和呼吸系统器官。代谢速度相对较慢。口服后 5~10min 起效，1h 达最大效应，平喘作用维持 8~10h，40h 后从体内完全排泄。

【作用机制】高选择性 β_2 受体激动剂。对支气管平滑肌具有较强而持久的舒张作用，其作用强度与沙丁胺醇相似，而对心脏的影响较小，仅为沙丁胺醇的 1/100。本品尚有一定的抗过敏作用、促进支气管纤毛运动和镇咳作用，有轻微的中枢抑制作用。

【禁忌证】对本品或其他肾上腺素受体激动剂过敏者禁用。

【相互作用】与沙丁胺醇相仿。

【不良反应】与沙丁胺醇相仿。偶有过敏反应。

【注意事项】与沙丁胺醇相仿。一旦出现过敏反应立即停药。

【患者用药指导】与沙丁胺醇相仿。

丙卡特罗 Procaterol

【商品名或别名】盐酸普鲁卡特罗，异丙喹喘宁，普卡特罗，美普清，Meptin。

【分类】化学：β_2 受体激动剂。治疗学：平喘药。妊娠分类：C。

【指征和剂量】适用于治疗支气管哮喘或喘息性支气管炎等伴有支气管痉挛的呼吸道疾病，可用于夜间哮喘的防治。

口服：成人 25~50μg，qd 或 bid，或 50μg，gn。6 岁以上儿童，25μg，bid，或 25μg，qn。6 岁以下儿童，1.25μg/kg，bid。

【制剂】片剂：每片含本品 25μg、50μg。

【药动学】本品口服吸收良好，1~2h 在血浆、组织及主要器官内达最高浓度。在体内分布广泛，在肝、肾等主要代谢器官内药物浓度最高，在肺脏、支气管等靶器官内的浓度也很高。肺内药物浓度是血药浓度的 2~3 倍。在中枢神经系统内浓度很低。成人口服本品 100μg 后，衰减模式呈二相性：第一相半减期为 3h，第二相半减期为 8.4h。本品主要在肝脏和小肠内代谢，由粪便和尿液排出，约 10%从尿中排出。

【作用机制】为高选择性 β_2 受体激动剂。舒张支气管的作用维持时间较长；具有抗过敏作用；有促进气道上皮纤毛摆动的作用。

【禁忌证】对本品或其他肾上腺素受体激动剂过敏者禁用。

【相互作用】与沙丁胺醇相仿。

【不良反应】与沙丁胺醇相仿，偶见心悸、心律失常、面部潮红、头痛、眩晕、耳鸣、恶心、胃部不适、口干、鼻塞和皮疹等。

【注意事项】与沙丁胺醇相仿。本品对 3 岁以下儿童的安全性尚未确定，故应慎用。

【患者用药指导】与沙丁胺醇相仿。

沙美特罗 Salmeterol

【商品名或别名】施立稳，Serevent。

【分类】化学：长效 β 受体激动剂。治疗学：平喘药。妊娠分类：C。

【指征和剂量】适用于各型支气管哮喘的治疗。既可按需使用来缓解急性气喘症状，也可与吸入型糖皮质激素一起长期规则使用。可有效预防和治疗夜间哮喘和运动性哮喘。

吸入：①气雾剂吸入：成人 2 喷（共 50μg），bid；②干粉吸入：成人吸入 1 个碟泡（含本品 50μg），bid。症状严重者剂量可加倍。老年人和肾功能不全者剂量不必调整。

【制剂】沙美特罗气雾剂：每喷 25μg，每瓶 60 喷、120 喷。施立碟：通过碟式吸纳器吸入干粉，每个碟泡含本品 25μg，每个药碟有 4 个碟泡。

复方制剂：商品名舒利迭（Seritide）由本品与吸入型糖皮质激素丙酸氟替卡松干粉组成，经准纳器装置吸入，成人 1 吸，bid。每个装置可供 60 次吸入。每次吸入本品 50μg，吸入丙酸氟替卡松 100μg、250μg 或 500μg。

【药动学】单次吸入本品气雾剂 50μg 或 400μg 后 5～15min 达血药峰浓度（分别为 $0.1～0.2μg/L$ 和 $1～2μg/L$）。在体内本品经水解后迅速代谢，绝大多数在 72h 内消除，其中 23%从尿中排出，57%从粪便中排出，完全排出的时间长达 168h。

【作用机制】系高选择性、长效 β_2 受体激动剂。对 β_2 受体的作用是 β_1 受体的 5 万倍，因此对心血管系统的影响很小。除了能激动 β_2 受体，使支气管平滑肌持续、强力舒张支气管外，尚有抑制炎症细胞（肥大细胞、嗜酸性粒细胞等）和炎性递质的作用。

【禁忌证】对本品或其他肾上腺素受体激动剂过敏者禁用。

【相互作用】与沙丁胺醇相仿。

【不良反应】比沙丁胺醇轻微。应用常规剂量时头痛（4.2%）、震颤（1.4%）和心悸（1.5%）等不良反应少而轻微，可在继续用药过程中消失。只有在大剂量（200~400μg）吸入时不良反应才较为明显。可有咽部不适、刺激感等局部症状。

【注意事项】与沙丁胺醇相仿。由于本品的作用较慢，故不适合作为哮喘急性发作时的治疗；增加本品剂量，并不能增加其疗效；孕妇慎用。

【患者用药指导】切勿把本品当作急性哮喘发作时的治疗药物。

福莫特罗 Formoterol

【商品名或别名】奥克斯，Oxis，都保，安通克，Atock，Foradil。

【分类】化学：长效β受体激动剂。治疗学：平喘药。妊娠分类：C。

【指征和剂量】适用于各型支气管哮喘的治疗。既可按需使用来缓解急性气喘症状，也可与吸入型糖皮质激素一起长期规则使用。可有效预防和治疗夜间哮喘症状。

口服：成人40~80μg，bid；儿童4μg/（kg·d）。吸入：气雾剂吸入，成人6~12μg，qd或bid；干粉吸入，成人1吸，qd或bid。

【制剂】片剂：每片40μg。气雾剂：每喷4μg。干粉剂：储存在都保装置内，每吸4.5μg。干糖浆剂：每包20μg，每盒10包。

复方制剂：Symbicort干粉吸入剂，由本品与吸入型糖皮质激素普米克组成，经都保装置给药，每次1吸，qd或bid，必要时可临时增加剂量。

【药动学】成人吸入该药后2~5min起效。口服后0.5~1h达血药峰浓度。平喘作用可维持12h。口服本品40μg或吸入24μg，24h分别从尿中排出9.6%和24%，主要代谢产物是富马酸福莫特罗的葡萄糖醛酸内聚物。动物实验结果显示，本品在体内以肾脏浓度最高，其次为肝脏>血浆>气管>肺>肾上腺>心脏，脑组织中药物浓度最低。由于存在肝肠循环，胆汁排泄物可以再吸收。

【作用机制】系一新型长效、高选择性β₂受体激动剂，与沙美特罗相似。

【禁忌证】对本品或其他肾上腺素受体激动剂过敏者禁用。

【相互作用】　与沙丁胺醇相仿。

【不良反应】　比沙丁胺醇轻微。可能出现肌肉震颤、头痛、心动过速和面部潮红，偶见皮肤过敏、恶心及兴奋。

【注意事项】　与沙丁胺醇相似。

【患者用药指导】　口服给药时作用维持时间不如吸入给药时长。

二、茶碱类药

氨茶碱 Aminophylline

【商品名或别名】　乙烯双胺茶碱，Diaphyllin，Euphyllin，Thephyllamin。

【分类】　化学：黄嘌呤类。治疗学：平喘药。妊娠分类：C。

【指征和剂量】　①治疗支气管哮喘：口服：成人 0.15～0.2g，tid 或 qid；儿童 3～5mg/kg，tid。静脉注射：首次 5.6mg/kg，推注速度不得高于 0.2mg/（kg·min），如果患者在 24h 内已经用过茶碱，首次剂量应减半，溶于 25%～50%葡萄糖 20～40mL 内缓慢静脉注射。如果患者的肝、肾功能好，可按照 0.5～0.7mg/（kg·h）的速度静脉滴注维持。②其他适应证：包括治疗慢性阻塞性肺病（COPD）、膈肌疲劳，治疗胆绞痛和心源性肺水肿，以及器官移植时的抗排异治疗等：用法同上。

【制剂】　片剂：每片 0.1g。肠溶片：每片 0.05g，0.1g。注射剂：10mL（0.25g）（供静脉注射用）。缓（控）释片：包括优喘平、茶喘平、舒弗美、时尔平、埃斯马隆（Asmalon）等。由于茶碱缓慢、持久地释放，1 次给药作用可维持 12h 或 24h，血药浓度平稳、安全。尤适合夜间哮喘的治疗。复方制剂：①复方长效氨茶碱片：双层片。白色层（内含氨茶碱 0.1g、氯苯那敏 2mg、苯巴比妥 15mg 和氢氧化铝 30mg）在胃内崩解，棕色层（内含氨茶碱 0.1g）在肠液中逐渐溶解。成人 1 片/d 口服，重症患者 1 片，bid；5 岁以上儿童 1/3～1 片/d，分 1～2 次口服。②易息晴片，系双层缓释片。每片含沙丁胺醇 2mg 和茶碱 150mg。成人 1 片吞服，bid。

【药动学】　本品是茶碱与乙烯二胺的结合物，其水溶性是茶碱的 20 倍，口服后吸收良好，60～120min 即可达血药峰浓度。普通氨茶碱片剂的生物利用度为 75%～80%，缓释茶碱的生物利用度可高达 80%～89%。茶碱缓释剂的吸收受进食和食物种类的影响。例如高脂饮食可明显地影响其释放过程。餐后服药可使其吸收时间延长。主要在肝脏内代谢灭活，其主要代谢产物是 3-甲基黄嘌呤、1-甲基尿酸和 1，3-二甲基尿酸。约 7% 以原型经肾脏排出。正常成人的消除半衰期为（312±84）min，儿童平均为 200min。

【作用机制】具有松弛支气管平滑肌和强心、利尿等作用。其平喘作用机制尚未明了，目前认为可能与其抑制磷酸二酯酶（PDE）、拮抗腺苷受体、刺激内源性儿茶酚胺释放等机制有关。

【禁忌证】①对茶碱过敏者；②低血压或休克患者；③心动过速或心律失常患者；④急性心肌梗死患者；⑤甲状腺功能亢进、胃溃疡和癫痫患者；⑥严重的肝肾功能不全患者。

【相互作用】①可增加茶碱清除率的药物：苯巴比妥、苯妥英、卡马西平、利福平、异烟肼及七烯类抗真菌药等；②可降低茶碱清除率的药物：大环内酯类抗生素、林可霉素类、西咪替丁、喹诺酮类、氯霉素、别嘌醇和口服避孕药等；③本品可增加拟交感神经药物所引起的中枢神经兴奋作用，也可增加锂剂和苯妥英的排泄，从而降低他们的药效；④本品可能拮抗 β 受体阻滞剂的作用，而增强强心苷的毒性。

【不良反应】多数与血药浓度有关。①消化系统症状：如恶心、呕吐、纳差、上腹部不适等；②心血管系统：心动过速、心律失常、严重者可出现血压下降、心室颤动；③神经系统：失眠、兴奋、谵妄等；④过敏反应：偶见过敏性休克。

【注意事项】①本品易于透过胎盘，故孕妇慎用；②本品可以进入乳汁，因此哺乳期妇女应于用药前哺乳；③婴儿应慎用；④本品的治疗窗窄，易于引起不良反应；⑤影响本品代谢的因素较多、个体差异较大，因此有条件时应尽量做血药浓度的监测；⑥静脉注射速度不可过快、剂量不宜过大。

【患者用药指导】应在医师指导下用药。老人及原有心、肺、肝肾疾病者慎用。

二羟丙茶碱 Diprophylline

【商品名或别名】喘定，丙羟茶碱，甘油茶碱，Glyphylline，Neothylline。

【分类】化学：茶碱衍生物。治疗学：平喘药。妊娠分类：C。

【指征和剂量】治疗支气管哮喘、慢性喘息性支气管炎和心源性哮喘。

口服：成人 0.1~0.2g，tid；5 岁以上儿童 4~6mg/kg，tid。静脉滴注：成人

0.5~1.0g，用5%~10%葡萄糖液稀释后静脉滴注。滴注速度为100mg/h。肌内注射：成人每次0.25g。直肠给药：便后或临睡前用栓剂1个（成人0.5g，儿童0.25g）。

【制剂】片剂：每片0.1g、0.2g。注射剂：0.25g/2mL。栓剂：供小儿用每只0.25g，供成人用每只0.5g。

【药动学】本品口服生物利用度为72%，低于氨茶碱。肌内注射后15~30min达最大效应。本品消除半衰期为2.1h，比氨茶碱短。在体内不代谢为茶碱，基本上以原型从尿中排出。

【作用机制】本品是茶碱的中性衍生物，茶碱的N-7位上被二羟丙基所取代，使其水溶性增加，在胃液内稳定，对胃肠道的刺激性小。本品的药理作用与氨茶碱相似，但支气管扩张作用比氨茶碱弱。体外试验中本品的作用强度仅为氨茶碱的1/10。本品有一定的利尿作用。本品的毒性仅为氨茶碱的1/5~1/4，对心脏的不良反应仅为氨茶碱的1/20~1/10。由于本品为可溶性中性化合物，因此肌内注射时疼痛刺激轻。

【禁忌证】严重心肌病变和急性心肌梗死患者禁用。

【相互作用】参阅氨茶碱。

【不良反应】本品的不良反应比氨茶碱轻微。可能引起：①消化道反应：如口干、恶心、呕吐等；②神经系统症状：头痛、失眠、多尿等，大剂量时可引起中枢神经兴奋症状；③有时肌内注射部位轻度疼痛。

【注意事项】本品遇光易变质，应避光保存。其他请参阅"氨茶碱"。

【患者用药指导】本品不宜与茶碱同时应用，否则容易引起毒性反应。

胆茶碱 CholineTheophyllinate
【商品名或别名】CholineTheophylline，Oxtriphylline。
【分类】化学：茶碱与胆盐的复盐。治疗学：平喘药。妊娠分类：C。
【指征和剂量】治疗支气管哮喘、慢性喘息性支气管炎和心源性哮喘，尤其适用于因胃肠道刺激而不能耐受氨茶碱的患者。

口服：成人0.2~0.4g，tid或qid；儿童0.05~0.2g，tid。

【制剂】片剂：每片0.1g。

【药动学】本品的水溶性是氨茶碱的5倍，口服吸收迅速。口服后3h达血药峰浓度。作用维持时间略长于氨茶碱。

【作用机制】本品的药理作用与氨茶碱相似。由于其溶解度较大，口服吸收较快。

【禁忌证】【相互作用】参阅"二羟丙茶碱"。

【不良反应】与氨茶碱相似，可能出现纳差、恶心、胃部不适等症状但本品对胃肠道黏膜的刺激比氨茶碱轻微，患者易于耐受。

【注意事项】【患者用药指导】参阅"二羟丙茶碱"。

恩丙茶碱 Enprofylline

【商品名或别名】恩普菲林，恩丙茶碱，三丙基黄嘌呤。

【分类】化学：黄嘌呤衍生物。治疗学：平喘药。妊娠分类：C。

【指征和剂量】治疗支气管哮喘，也可用于治疗一些微循环障碍性疾病。

口服：成人 0.2g，tid。维持剂量 0.3~0.4g，bid。静脉注射：成人每次 1.5~2.5mg/kg。

【制剂】片剂和注射剂。

【药动学】口服后吸收完全。与茶碱不同，本品不经过肝脏代谢，而是由肾脏清除。其肾脏清除率与肾功能直接相关。

【作用机制】本品系新型黄嘌呤衍生物。几乎无拮抗腺苷作用，因此无氨茶碱的肺外作用（包括对中枢神经系统的兴奋作用、利尿作用、释放游离脂肪酸和刺激胃液分泌作用等）。本品舒张支气管平滑肌的作用比氨茶碱强 2~4 倍，而其不良反应比氨茶碱轻微。单次口服剂量的恩丙茶碱 4mg/kg，可以产生与口服常规剂量（5mg）沙丁胺醇相似的支气管舒张作用。当给急性哮喘发作患者分别静脉注射本品 0.15mg/kg 和 1mg/kg 时，其支气管舒张效应呈现剂量依赖性。本品有抑制吸入变应原诱发的迟发相哮喘反应作用，还能降低毛细血管后小静脉的通透性，减少渗出，改善微循环，减轻气道黏膜水肿作用。

【禁忌证】对本品过敏者。

【不良反应】与氨茶碱相比，本品的中枢神经系统兴奋、心律失常、泛酸和多尿等不良反应明显减少。本品可出现胃肠道反应，如恶心、呕吐等；长期服用本品可引起肝脏转氨酶的升高。

【注意事项】有肾功能障碍的患者剂量应酌减。

多索茶碱 Doxofylline

【商品名或别名】凯宝川芎，Ansimar。

【分类】化学：茶碱衍生物。治疗学：平喘药。妊娠分类：C。

【指征和剂量】①平喘：适用于支气管哮喘、慢性喘息性支气管炎和心源性哮喘的治疗；②镇咳：适用于支气管哮喘和慢性喘息性支气管炎患者的咳嗽症状的治疗。

口服：成人1片，tid；或1~2粒胶囊，bid；或1包，以水冲服，qd或tid。

静脉注射：急诊时先注射1支，以后q6h；或者静脉滴注300mg，qd。

【制剂】片剂：每片400mg。胶囊：每粒含本品200mg、300mg。散剂：每包200mg。注射剂：每支100mg/10mL。静脉注射溶液：每瓶300mg/100mL。

【药动学】本品口服后吸收迅速，健康成人一次口服本品0.4g，1.22h达血药峰浓度（1.9μg/mL）。本品体内分布广泛，其中以肺组织的含量最高。本品以原型和代谢物（主要为β-羟乙基茶碱）形式从尿中排出。本品消除半衰期为7.42h。8名健康男性受试者口服本品0.4g，bid，连续7d，达稳态时平均血药浓度为（7.11±1.72）μg/mL。

【作用机制】本品具有较强的磷酸二酯酶抑制作用。其舒张支气管平滑肌的作用比氨茶碱强。同时具有一定的镇咳作用。

【禁忌证】对本品及黄嘌呤过敏者、急性心肌梗死患者和哺乳期妇女禁用。心脏病、高血压患者、老年人及严重低氧血症患者、甲状腺功能亢进、慢性肺心病、心肌供血不足、肝脏病、胃溃疡、肾功能不全或合并感染者慎用；妊娠期妇女慎用。

【相互作用】应避免与麻黄碱或其他肾上腺素类药物同时服用。请参阅"氨茶碱"。

【不良反应】可能引起恶心、呕吐、上腹部疼痛、头痛、失眠、易怒、心动过速、期外收缩、呼吸急促、高血糖、蛋白尿等。如果过量服用还会出现严重的心律不齐、阵发性痉挛危象。

【患者用药指导】①本品不得与其他黄嘌呤类药物同时服用；②服药时不宜同时饮用饮料或服用含咖啡因的食品。

三、抗胆碱药

异丙托溴铵 IpratropiumBromide

【商品名或别名】爱全乐，Atrovent，异丙托溴铵，异丙阿托品。

【分类】化学：季铵类抗胆碱药。治疗学：平喘药。妊娠分类：C。

【指征和剂量】治疗支气管哮喘和慢性阻塞性肺病（COPD）。

吸入：成人经定量手控气雾剂（MDI）每次吸入 20~80μg，tid 或 qid；雾化溶液吸入 50~125μg，bid 或 tid。6 岁以上儿童经 MDI 吸入 20~40μg，tid；雾化溶液吸入 25~50μg，bid。

【制剂】MDI：每喷 20μg、40μg，每瓶 200 喷。雾化溶液：浓度 0.025%，每瓶 20mL。复方制剂：①可必特（Combivent）定量手控气雾剂：每瓶 200 喷，每喷含本品 20μg、硫酸沙丁胺醇 120μg。2 喷，qid，极量 12 喷/d。②贝罗都尔（Berodual）定量手控气雾剂：每瓶 200 喷，每喷含本品 20μg、非诺特罗 50μg。2 喷，tid。

【药动学】雾化吸入后仅 10% 左右的药物进入下呼吸道和肺，大部分药物滞留在咽喉部和口腔，然后被吞咽入胃肠道，约有 48% 由粪便排出。本品口服时生物利用度 32%。口服本品 30mg 后 3h，血药浓度为 2.5ng/mL，6h 后降至 2.0ng/mL。本品在体内部分代谢，代谢产物无抗胆碱作用。消除半衰期为 3.2~3.8h。吸入给药后 5min 起效，30~90min 作用达峰值，平喘作用可维持 4~6h。

【作用机制】为吸入型季铵类抗胆碱药，通过竞争性阻断乙酰胆碱与 M1 和 M3 受体结合，缓解支气管平滑肌的痉挛。

【禁忌证】对阿托品类过敏者禁用。妊娠早期和孕妇慎用；青光眼和前列腺增生患者慎用。

【相互作用】与 β_2 受体激动剂有协同舒张支气管平滑肌作用，因此常将这两类平喘药物制成复方制剂用于临床。

【不良反应】少数患者可出现口干、口苦或恶心，偶见干咳和咽部不适。大剂量用药时约 2.9% 的患者出现肌肉震颤。

【注意事项】长期反复使用本品需注意肾功能。

【患者用药指导】雾化吸入时应避免药物进入眼内。

氧托溴铵 OxitropiumBromide

【商品名或别名】氧托溴胺，溴乙东莨菪碱，Tersigat，Ba253。

【分类】化学：东莨菪碱衍生物。治疗学：平喘药。妊娠分类：C。

【指征和剂量】指征同异丙托溴铵。吸入：气雾剂成人每次吸入 100~200μg，bid 或 tid。

【制剂】定量手控气雾剂每喷 $100\mu g$。每瓶 15mL，含本品 30mg。

【药动学】本品吸入后气道黏膜不易吸收，局部药物浓度高，故对气道具有选择性。吸入后 $15\sim30min$ 起效，$90\sim180min$ 达作用峰值，平喘作用维持 $7\sim10h$。本品 $100\mu g$ 的作用强度相当于异丙托溴铵 $40\mu g$，作用维持时间比异丙托溴铵长。

【作用机制】【禁忌证】【相互作用】【不良反应】【注意事项】【患者用药指导】同异丙托溴铵。

噻托溴铵 TiotropiumBromide

【商品名或别名】 Ba679BR。

【分类】化学：季铵类抗胆碱药。治疗学：平喘药。妊娠分类：C。

【指征和剂量】治疗支气管哮喘和慢性阻塞性肺病（COPD），尤适用于夜间哮喘的预防和稳定期 COPD 的治疗。吸入：成人吸入 $10\sim20\mu g$，qd 或 bid。根据病情必要时每次剂量可增加至 $80\sim160\mu g$。

【制剂】定量手控气雾剂：每喷 $10\mu g$，每瓶 200 喷。干粉吸入器：每粒胶囊含本品 $10\mu g$。

【药动学】本品舒张支气管平滑肌的作用是异丙托溴铵的 3 倍。本品吸入后 $1.5\sim2h$ 达作用峰值，作用持续 15h 以上。轻度哮喘患者使用本品后对吸入乙酰甲胆碱的保护作用长达 $24\sim48h$。

【作用机制】本品为长效抗胆碱药，其与气道不同 M 受体亚型的亲和力不同。本品与 M 受体亚型复合物的解离半衰期分别为：M3 受体最长，平均值为 (34.7 ± 2.9) h，M1 受体其次，为 (14.6 ± 2.2) h，而 m^2 受体最短，为 (3.6 ± 0.5) h。因此属于 M3 受体选择性阻断剂。

【禁忌证】【相互作用】【不良反应】【注意事项】【患者用药指导】同异丙托溴铵。

溴化异丙东莨菪碱 IsopropylscopolamineBromide

【商品名或别名】异丙东莨菪碱，异丙东溴胺。

【分类】化学：东莨菪碱衍生物。治疗学：平喘药。妊娠分类：C。

【指征和剂量】指征与异丙托溴铵相同。

吸入：成人每次经定量手控气雾剂吸入 $120\sim180\mu g$，bid 或 tid。

【制剂】定量手控气雾剂：每喷 $60\mu g$，每瓶 12mL。

【药动学】本品吸入体内后全身分布较为广泛，肾脏组织含量最高其次为肝、胰、骨骼、气管，血液中含量最低。给药1周后，尿液和粪便中的排泄量仅为给药量的1/2。应注意本品在体内蓄积的情况。

【作用机制】与异丙托溴铵相似。其舒张支气管平滑肌的作用与异丙托溴铵和沙丁胺醇相似。

【禁忌证】【相互作用】同异丙托溴铵。

【不良反应】同异丙托溴铵。偶有恶心、口干等症状。

【注意事项】【患者用药指导】同异丙托溴铵。

氟托溴铵 FlutropiumBromide

【商品名或别名】溴化氟托品，Flubron。

【分类】化学：抗胆碱药。治疗学：平喘药。妊娠分类：C。

【指征和剂量】治疗支气管哮喘和变应性鼻炎、血管运动性鼻炎。吸入：平喘：成人1~2喷，tid。治疗鼻炎：成人每侧鼻孔1喷，tid。

【制剂】气雾剂：每喷30μg，每瓶7mL，可作112喷。

【药动学】在呼吸道和鼻腔黏膜吸收迅速，局部作用时间长。

【作用机制】本品属于抗胆碱药物，通过对M受体的阻断而舒张支气管平滑肌。兼具抗组胺作用。

【禁忌证】阿托品过敏、青光眼、前列腺肥大患者禁用。

【相互作用】与异丙托溴铵相同。

【不良反应】偶见鼻痛、咳嗽、喷嚏、鼻出血等。

【注意事项】高龄及咳痰困难者慎用。

【患者用药指导】与异丙托溴铵相同。

四、糖皮质激素

布地奈德 Budesonide

【商品名或别名】丁地去炎松，布地缩松，普米克，英福美，雷诺考特　Inflammide，Rhinocort，Pulmicort。

【分类】化学：吸入型糖皮质激素。治疗学：平喘药。妊娠分类：C。

【指征和剂量】治疗轻度至重度持续性支气管哮喘和过敏性鼻炎。①轻度持续性哮喘：<400μg/d，分1~2次给药；②中度持续性哮喘：吸入200~800μg/d，

并同时吸入长效 β_2 受体激动剂，分 1~2 次给药；③重度持续性哮喘：>800μg/d，分 1~2 次给药，同时吸入长效 β_2 受体激动剂，必要时加用其他平喘药。④过敏性鼻炎：每侧鼻孔喷一下，tid。

【制剂】吸入剂。气雾剂：每喷 100μg、200μg。每瓶气雾剂 200 喷、300 喷。干粉吸入剂：多剂量都保装置。每一吸剂量为 100μg、200μg。每个装置含 100 吸、200 吸。鼻喷剂：雷诺考特喷雾剂：每喷含本品 50μg，每瓶 200 喷。

【药动学】吸入本品后 15~45min 时达血药峰浓度。吸入本品后成人消除半衰期约为 2h，儿童约为 1.5h。血浆蛋白结合率为 80%，肝脏对本品具有很高的首过效应，可将本品代谢成无活性的产物，代谢速度是倍氯米松代谢速度的 3~4 倍。进入血液的本品中 32% 经肾脏排出体外。

【作用机制】与倍氯米松相似，但本品的局部抗炎作用比前者强，其作用是地塞米松的 500 倍。

【不良反应】与倍氯米松相似，但较为轻微。

【注意事项】与倍氯米松相似。

【患者用药指导】①该药起效缓慢，连续用药 3~4d 才能起效，1 周后达最大作用，因此不能作为急性哮喘发作时的急救药；②都保装置是一种使用方便、吸入药量较多、口咽部药物沉积量较少的装置；③由于药物中不含其他成分，吸入时几乎无感觉。如果不放心，可用一块深色布盖在吸口处，吸药后可见布上有白色粉末。

氟替卡松 Fluticasone

【商品名或别名】辅舒酮，辅舒良，Flixotide，Fixonase。

【分类】化学：吸入型糖皮质激素。治疗学：抗炎平喘药物。妊娠分类：C。

【指征和剂量】预防支气管哮喘发作。

①轻度持续哮喘：<250μg/d，分 1~2 次吸入；②中度持续哮喘：250~500μg/d，分 1~2 次吸入，并同时吸入长效 β_2 受体激动剂；③重度持续哮喘：>500μg/d，分 1~2 次吸入，并同时吸入长效 β_2 受体激动剂，必要时加用其他平喘药。

【制剂】①雾吸入剂：每喷 25μg、50μg、125μg、250μg，每瓶 60 喷 120 喷。②干粉吸入剂：通过准纳器（accuhaler）装置吸入，每次吸入 50μg、250μg 和 500μg，qd 或 bid。复方干粉吸入制剂：舒利迭（Seretide）有 3 种规格：50/

100μg、50/250μg、50/500μg，每吸除了分别含本品 100μg、250μg、500μg 外，均含有长效 β_2 受体激动剂沙美特罗 50μg。③鼻喷剂，每喷 50μg，每瓶 120 喷。

【药动学】吸入给药后在呼吸道局部发挥强效抗炎作用。由于口服生物利用度几乎为零，因吞咽进入消化道被吸收的药物在肝脏内迅速代谢为无活性的 17-β 羧酸代谢物，故极少引起全身不良反应。静脉注射本品 2mg 后，测得肝脏对本品的清除率为 1.59L/min，而平均肝脏血流量为 1.5L/min，因此肝脏的首过代谢率高达 99%。大剂量（2mg/d）、长疗程（1 年）吸入本品后血浆可的松水平仍在正常水平。

【作用机制】可以通过多个环节抑制呼吸道变态反应性炎症，并有抗过敏作用。本品的特点：①对糖皮质激素受体的亲和力高，约为地塞米松的 18 倍、布地奈德的 8 倍；②抗炎作用强，约为布地奈德的 2~4 倍。

【禁忌证】口咽部有慢性感染灶、肺结核患者和妊娠期妇女慎用。

【不良反应】与二丙酸倍氯米松相似，但较为轻微。

【注意事项】①需要长期（3~6 个月以上）用药；②每次用药后应当漱口并将漱口液吐出，以减少口咽部不良反应；③应用气雾剂时配合储雾罐（spacer）可增加吸入药量，减少口咽局部药物沉积。

【患者用药指导】①该药起效缓慢，连续用药 3~4d 才能起效，1 周后达最大作用，因此不能作为急性哮喘发作时的急救药；②该药与全身应用糖皮质激素相比，剂量小、局部作用强、全身不良反应小，在推荐剂量内很少出现全身性不良反应；③正确掌握吸入技术，才能保证疗效、减少局部不良反应。

曲安奈德 TriamcinoloneAcetonide

【商品名或别名】氟羟脱氢皮质甾醇，确炎舒松 A，康宁克通 A，Acetonide，Kenacort-A。

【分类】化学：糖皮质激素。治疗学：平喘药。妊娠分类：C，D（如在妊娠早期用药）。

【指征和剂量】中至重度支气管哮喘的治疗。

肌内注射：成人 40mg，每 5 周注射 1 次。症状较重的哮喘患者首次可用 80mg。

【制剂】注射剂：每支含本品 40mg、80mg。

【药动学】本品肌内注射后在数 h 内起效，1~2d 后达最大疗效，作用可以维持 2~3 周。其代谢产物主要经尿液排出。

【作用机制】同氢化可的松。

【禁忌证】儿童不宜使用；月经期、妊娠和哺乳期妇女不宜使用；糖尿病、消化道溃疡和精神病患者禁用本品。

【相互作用】本品不能与红霉素、水杨酸类药物和舒必利等药物合用。

【不良反应】同氢化可的松。少数女性患者可引起月经紊乱（停药后可以恢复正常），个别患者可以出现暂时性视力障碍和荨麻疹。

【注意事项】肌内注射前应充分震摇药液，使混悬液均匀；肌内注射时不宜过浅，以免局部肌肉萎缩。应警惕本品对患者肾上腺皮质的抑制作用；应用本品前应尽可能排除所有体内感染性疾病，特别是对细菌感染、病毒感染等。

【患者用药指导】必须在医师的指导下应用；本品不可作静脉注射；本品对肾上腺皮质有明显的抑制作用，一般不宜连续注射 3 次。

五、炎症递质阻释剂和拮抗剂

色甘酸钠 Sodium　Cromogiycate

【商品名或别名】咽泰，咳乐钠，Intal。

【分类】化学：对氧奈酮类衍生。治疗学：平喘药。妊娠分类：B。

【指征和剂量】预防和治疗过敏性支气管哮喘、喘息性支气管炎和变应性鼻炎等，对运动诱发哮喘也有一定疗效。吸入给药：20mg，qid。

【制剂】混悬气雾剂：浓度为 1%、2%。粉雾剂：胶囊：每粒含本品干粉 20mg。鼻喷剂：浓度为 4%。复方色甘酸钠（复方咳乐钠、复方咽泰）：每粒胶囊含本品 20mg、异丙肾上腺素 0.1mg。

【药动学】本品口服时仅 0.5%~1.0% 被吸收。粉雾剂吸入后 5%~10% 由肺吸收，15min 后血药浓度达 9μg/L。进入体内的本品约一半以原型经尿液排出。

【作用机制】本品能抑制 I 型变态反应。主要机制为稳定肥大细胞膜，抑制其脱颗粒、释放组胺、白三烯和缓激肽等炎性递质。本品无直接松弛支气管平滑肌的作用。

【禁忌证】对本品过敏者。

【不良反应】干粉吸入时由于对呼吸道的刺激，常引起咳嗽和一过性支气管痉挛。

【注意事项】为防止吸入粉雾剂引起的支气管痉挛，可同时或预先吸入 β₂ 受体激动药气雾剂；本品不适合作为急性支气管哮喘发作时的治疗。

【患者用药指导】为了预防季节发作性哮喘，应提前半个月应用本品；为了预防运动诱发哮喘，应在运动前 10~15min 吸入本品的粉雾剂或气雾剂。

奈多罗米 Nedocromil

【商品名或别名】尼多考米钠，Tilade。

【分类】化学：色甘酸钠类似物。治疗学：平喘药。妊娠分类：B。

【指征和剂量】预防和治疗支气管哮喘、喘息性支气管炎等。

吸入给药：成人吸 2 喷，bid。必要时可增加至 qid。

【制剂】气雾剂：每喷含本品 2mg，每瓶含本品 224mg。

【药动学】本品不能经胃肠道吸收。气雾剂吸入剂量的 10% 可以到达下呼吸道和肺脏。在肺内的吸收率仅 5%~10%。本品仅少量与血浆蛋白结合，在体内几乎不吸收、不被代谢。吸收后，本品大量进入细胞间液，很少穿过血脑屏障和胎盘屏障，也很少进入乳汁。经肝脏（胆汁）和肾脏（尿液）以原型排泄。长期用药不会在体内蓄积。

【作用机制】本品的作用机制与色甘酸钠相似，但作用强度是色甘酸钠的 4~8 倍。

【禁忌证】对本品过敏者。妊娠初期 3 个月的孕妇慎用。

【不良反应】仅少数患者可能引起轻度一过性头痛、恶心，不必停药。

【注意事项】不推荐用于 12 岁以下儿童；本品应在支气管哮喘发病季节前半个月开始应用，才能预防发病。

曲尼司特 Tranilast

【商品名或别名】利喘平，利喘贝，Rizaben。

【分类】化学：肉桂茴氨酸。治疗学：平喘药。妊娠分类：B。

【指征和剂量】预防和治疗支气管哮喘和变应性鼻炎等变态反应性疾病。

口服：成人 0.1g，tid。可长期服用。连续用药 2~3 个月后，可减量为 0.2g/d。

【制剂】胶囊：每粒 0.1g。

【药动学】本品口服后 2~3h 达血药峰值浓度。本品的消除半衰期为 8.6h，主要代谢产物是其 4 位脱甲基与硫酸或葡糖醛酸的结合物。

【作用机制】与色甘酸钠和酮替芬相似。

【禁忌证】孕妇及对本品过敏者禁用。肝肾功能异常者慎用。

【不良反应】少数患者有轻度的消化道症状，如纳差、胃部不适、恶心、呕吐、腹胀、腹泻等；可能出现头晕、头痛、皮疹、倦怠、皮肤瘙痒、膀胱刺激征、血红细胞减少；个别患者有肝功能轻度异常。

【患者用药指导】在支气管哮喘发病季节前半个月开始应用，才能预防支气管哮喘的发作。

酮替芬 Ketotifen

【商品名或别名】富马酸酮替芬，萨地酮，Zaditen。

【分类】化学：甲哌噻庚酮。治疗学：平喘药。妊娠分类：B。

【指征和剂量】预防和治疗支气管哮喘。

口服：成人常用量 1mg，bid。

【制剂】片剂：每片含本品 1mg，每瓶 60 片。

【药动学】本品口服吸收迅速、良好。半衰期<1h。血浆有效浓度 1~4ng/mL。以原型或代谢产物经尿液或粪便排泄。

【作用机制】多方面作用：①拮抗组胺等炎症递质；②肥大细胞和嗜碱性粒细胞膜稳定作用；③抑制嗜酸性粒细胞等炎性细胞的气道浸润；④调节 T 淋巴细胞的活性等。

【不良反应】本品安全，部分患者可出现嗜睡和疲倦无力症状。经过一段时间的服药，这些症状会减轻或消失。少数患者可能出现体重增加。

【注意事项】驾驶员和精密仪器操作人员慎用。开始时给予较小剂量，以后增加至常规剂量，可减少不良反应的发生。

培米阿司特 Permirolast

【商品名或别名】培米罗阿司，Alegysal。

治疗学：平喘药。妊娠分类：X。

【指征和剂量】预防轻、中度哮喘和过敏性结膜炎。

预防支气管哮喘：成人 10mg，tid，口服。治疗过敏性结膜炎、季节性眼炎：双眼各滴 1~2 滴，bid 或 qid。

【制剂】片剂：每片 10mg。

【药动学】本品口服后吸收迅速，在 1.5h 时达血药浓度峰值。本品的血浆蛋白结合率约为 96%，可较快地分布于支气管和肺组织内。本品在肝脏内与葡萄糖醛酸结合后经尿液排出。血浆消除半衰期为 4~5h。滴眼后本品主要滞留于结膜、角膜及前部巩膜等外眼部，仅极少药物吸收入血。

【作用机制】本品无直接扩张支气管和直接抑制气道炎症的作用，但可阻止变应原与肥大细胞、嗜碱性粒细胞膜上的 IgE 结合、从而使肥大细胞脱颗粒、释放炎性递质（白三烯等）的过程。其作用强度是色甘酸钠的 180 倍，曲尼司特的 370 倍。本品滴眼时可以抑制嗜酸性粒细胞和中性粒细胞的浸润、聚集，降低血管通透性。这一作用的强度也显著强于色甘酸钠和酮替芬，并可维持数小时。本品尚有抑制白细胞外的 Ca^{2+} 内流和内储 Ca^{2+} 的动员，降低细胞内 Ca^{2+} 的浓度等作用。

【禁忌证】由于动物实验中发现本品大剂量时可影响胎仔发育，因此儿童和孕妇禁用。

【不良反应】口服时可能出现胃部不适、呕吐、便秘等消化道症状，偶见转氨酶轻度升高和蛋白尿。极个别患者出现皮疹等变态反应。滴眼时偶见眼痛、异物感等局部不良反应。

扎鲁司特 Zafirlukast

【商品名或别名】安可来，Accolate。

【分类】化学：白三烯调节剂。治疗学：平喘药。妊娠分类：B。

【指征和剂量】预防和治疗支气管哮喘，尤其是对阿司匹林过敏性哮喘和运动诱发的哮喘。

口服：40mg/d，分 2 次口服。

【制剂】片剂：每片含本品 20mg，每盒 14 片。

【药动学】本品口服时生物利用度为 100%，3h 后达血药峰值浓度，组织分布容积大。当血浆药物浓度在 0.25~10μg/mL 时，99% 的药物呈蛋白结合型。本品的消除半衰期为 8.7h，药物活性可以持续 12h 以上。不同性别、种族和肾功能的异常等对本品的药动学参数无影响，65 岁以上和肝硬化患者的 Cm 和 AUC 有明显增加。本品在体内通过羟化、水解及乙酰化而代谢，主要通过细胞色素 P450 系统中的 CYP2C9 同工酶完成。

【作用机制】通过选择性抑制半胱氨酰白三烯受体，而拮抗最重要的致喘性炎症递质白三烯 C4 和 D4，从而发挥其预防和治疗支气管哮喘的作用。

【禁忌证】对本品过敏者禁用。

【相互作用】细胞色素 P450 系统中的 CYP2C9 同工酶既可以代谢本品，也可以代谢非甾体类抗炎药物、华法林等。阿司匹林与本品合用，可使本品的血浆浓度增加 45%，而对阿司匹林的血药浓度无显著影响；红霉素与本品合用，可使本品的血药浓度降低 40%；本品与华法林合用，可使平均凝血因子 Ⅱ 时间延长 35%；茶碱与本品合用时，可使本品血药浓度减少约 30%。

【不良反应】本品的耐受性良好。

【注意事项】本品不适合治疗哮喘急性发作，应长期服用，不管在哮喘控制阶段，还是在哮喘症状加重恶化阶段，应准备好急救用速效 β_2 受体激动药气雾剂。老年患者、肾功能不良患者，轻、中度肝损害患者均不必调整剂量。

【患者用药指导】在无症状的缓解期亦应规则服药。不应把本品当作控制发作的治疗药物。如出现肝脏损伤表现为黄疸、尿色深暗、皮肤瘙痒或皮疹，或出现流感样症状应报告医师。母亲服药不宜哺乳婴儿。

第三节　呼吸兴奋药

尼可刹米 Nikethamide

【商品名或别名】可拉明，二乙烟酰胺，Coramine。

【分类】化学：烟酰胺类。治疗学：中枢兴奋药。妊娠分类：B。

【指征和剂量】用于中枢性呼吸抑制、循环衰竭及各种继发性呼吸抑制。用于肺心病引起的呼吸衰竭及吗啡等阿片类药物过量所致呼吸抑制效果较好，对吸入麻醉药中毒的解救效果次之。

皮下、肌内注射、静脉注射或静脉滴注：成人 0.25～0.5g，q2～3h，或与安钠咖交替使用。极量：1.25g/次。肺心病呼吸衰竭时，可先静脉缓慢推注 0.375g，随即以 1.875～3.75g 加入 500mL 液体中，按 25～30 滴/min 静脉滴注。

【制剂】注射剂：每支 0.25g/1mL、0.375g/2mL。

【作用机制】能直接兴奋延髓呼吸中枢，也可刺激颈动脉体和主动脉体化学感受器而反射性地兴奋呼吸中枢，对大脑皮层、血管运动中枢及脊髓也有微弱兴奋作用。

【禁忌证】有惊厥先兆，应立即停药。对心跳骤停所致呼吸功能不全无效，反而加重脑缺氧，早期应禁用。复苏成功 1h 后，自主呼吸虽恢复，但呼吸过浅、过慢或不规则，方可使用本品。

【相互作用】与洛贝林等其他呼吸兴奋剂联用或交替使用，能提高疗效，减轻不良反应。

【不良反应】不良反应较少，过量可致阵挛性惊厥。

【注意事项】①用药时应密切观察病情，一旦出现兴奋、烦躁、反射亢进、肌肉抽搐等先兆，应立即停药。②本品对呼吸肌麻痹者无效，应避免使用。

【患者用药指导】①作用时间短，抢救时常需反复给药。②使用本品应积极处理引起呼吸抑制的原发病。

洛贝林 Lobeline

【商品名或别名】山梗菜碱，祛痰菜碱，Lobatox。

【分类】化学：人工合成哌啶衍生物。治疗学：呼吸兴奋剂。妊娠分类：B。

【指征和剂量】用于新生儿窒息、一氧化碳中毒、吸入麻醉药和其他中枢抑制剂引起的呼吸抑制以及小儿其他疾病所致呼吸衰竭。

成人静脉注射：3mg，极量 6mg，20mg/d。皮下或肌内注射：10mg，极量 20mg，50mg/d。

【制剂】注射剂：每支 3mg/mL、5mg/mL、10mg/mL。

【作用机制】刺激颈动脉化学感受器，反射性地兴奋呼吸中枢、迷走神经中枢和血管运动中枢，改善呼吸和循环。主要用于新生儿窒息及各种疾病引起的呼吸衰竭。

【禁忌证】【相互作用】同尼可刹米。

【不良反应】头痛、眩晕、恶心、呕吐、腹泻、心动过缓、传导阻滞、心动过速等。

【注意事项】静脉注射应缓慢，避免不良反应。本品安全范围大，但剂量掌握亦应严格。因随剂量的增大不良反应增加，甚至出现惊厥或中枢抑制。与尼可刹米等联用或交替用药可提高疗效、减轻不良反应。

二甲弗林 Dimefline

【商品名或别名】回苏灵，Remefline，Remeflin。

【分类】治疗学：呼吸兴奋剂。

【指征和剂量】用于各种原因引起的中枢性呼吸衰竭、肺心脑病、严重感染或麻醉药、催眠药所致的呼吸抑制、外伤及手术等引起的虚脱和休克等。

口服：8~16mg，bid 或 tid。肌内注射 8mg，以葡萄糖溶液或氯化钠溶液稀释，重症患者可用至 16~32mg。

【制剂】注射剂：每支 8mg/2mL。片剂：每片 8mg。

【作用机制】本品直接兴奋呼吸中枢，增加呼吸频率、通气量及动脉血氧分压，降低二氧化碳分压。其作用强于尼可刹米、贝美格（美解眠）及洛贝林，起效快，疗效明显，但维持时间短。

【禁忌证】①孕妇、肝肾功能不全者禁用。②本品可增强吗啡的致惊厥作用，禁用于吗啡中毒性呼吸抑制患者。有惊厥病史者忌用或慎用。

【不良反应】使用过量时，可引起惊厥。

【注意事项】①静脉注射或静脉滴注时，可用葡萄糖注射液或生理盐水稀释，注射速度需缓慢，并随时注意患者反应。②用药过量引起惊厥，故用药时应密切观察患者，发现惊厥先兆应即刻停药。若已出现惊厥，可立即应用短效巴比妥类药物阿米妥解救。③遮光、密闭保存。

【患者用药指导】本品作用强，可用于深度呼吸抑制。但其安全范围较小，若试用无效，即不要再用。

阿米三嗪 Almitrine

【商品名或别名】肺达宁，阿米脱林，烯丙哌三嗪，Almitrinum，Vectarion。

【分类】化学：哌嗪衍生物。治疗学：呼吸兴奋剂。妊娠分类：X。

【指征和剂量】用于慢性呼吸衰竭低氧血症。及伴有高碳酸血症者；呼吸急性失代偿期，肺泡换气功能不全致血氧含量下降及血二氧化碳含量升高；人工辅助呼吸戒断；中枢性镇痛药、镇静药、氟烷等所致的呼吸抑制。

口服：体重 50kg 以上者，50mg，bid 或 tid；体重 50kg 以下者，50mg，qd。静脉注射（缓慢，15mg/min）或静脉滴注；肺泡换气功能不全者，1~3mg/（kg·d）；麻醉后呼吸抑制，0.5~1mg/（kg·d）。

【制剂】片剂：每片 25mg、50mg。粉针剂：每支 15mg，附注射用水 5mg。

【作用机制】本品是一种新型呼吸兴奋药。通过刺激颈动脉体和主动脉体化学感受器，间接兴奋呼吸中枢，增加肺泡通气量。同时可改善肺通气/血流比例失调，改善肺换气功能，增加动脉血氧分压和血氧饱和度。口服吸收迅速，服药后 3h 血浆浓度达峰值，清除半衰期为 40~80h，主要经肝脏代谢，代谢产物主要自胆汁排泄，由粪便清除，其次由尿液排出。

【禁忌证】①严重肝病、支气管痉挛、哮喘发作、哮喘持续状态患者禁用。②孕妇及哺乳期妇女禁用。

【不良反应】①体重下降。②长期治疗偶见周围神经病变，停药后症状可消失。③少数患者可见消化道功能紊乱，恶心、上腹不适、烧灼感等。④失眠、瞌睡、烦躁、焦虑、心悸、头痛、眩晕等偶见。⑤静脉应用时偶见呼吸困难的反常性感觉。

【注意事项】①进餐时服用，可减少本品的胃肠刺激症状。②治疗中如出现体重下降超过5%或下肢持续性感觉异常，应停药。③静脉应用时应选择直径较大的静脉，速度宜慢。④用药过程中如并发支气管痉挛综合征，可给予预先准备的支气管扩张剂以保持气道通畅。

【患者用药指导】本品可以较长期口服，且能改善肺泡-毛细血管气体交换，是较为理想的呼吸兴奋药。

多沙普仑 Doxapram

【商品名或别名】吗乙苯吡酮，吗吡啉酮。

【分类】化学：吡咯烷酮衍生物。治疗学：呼吸兴奋剂。妊娠分类：C。

【指征和剂量】用于手术麻醉后的苏醒及中枢神经抑制药引起的呼吸抑制。

①麻醉药术后催醒：静脉注射（缓慢）：$0.5 \sim 1mg/kg$，5min内注射完，用量不超过每次2mg/kg。静脉滴注：以5%葡萄糖注射液或0.9%氯化钠注射液稀释成1mg/mL，滴速开始时5mg/min，起效后$1 \sim 3mg/min$，总量不超过4mg/（kg·d）。②中枢抑制药中毒性昏迷：静脉注射：$1 \sim 2mg/kg$，q1h；维持量，每$1 \sim 2h$静脉滴注$1 \sim 2mg/kg$，总量不超过3g/d。

【制剂】注射剂：每支60mg/2mL。

【作用机制】小剂量时通过颈动脉体化学感受器反射性兴奋呼吸中枢，大剂量可直接兴奋延髓呼吸中枢，作用较尼可刹米强，并可增加心输出量，有轻度升压作用。

【禁忌证】同尼可刹米。严重高血压病、冠心病、甲亢、嗜铬细胞瘤患者，有癫痫病史、惊厥史者禁用。孕妇及12岁以下儿童慎用。

【相互作用】①本品能增强交感胺的升压作用。②禁与氨茶碱、呋塞米等碱性药物配伍。

【不良反应】①神经系统：头痛、无力、惊厥。②消化系统：恶心、呕吐、腹泻、尿潴留。③心律失常。

【注意事项】剂量过大可引起震颤、反射亢进及惊厥。静脉应用时间长或渗漏于血管外，可能有局部皮肤刺激症状并导致静脉炎。

哌甲酯 Methylphenidate

【商品名或别名】哌醋甲酯，利他林，Ritalin，Lidepran。

治疗学：呼吸兴奋剂。妊娠分类：C。

【指征和剂量】用于发作性睡病、小儿遗尿症、儿童多动综合征、轻度抑郁症及中枢神经抑制剂中毒性昏迷等。

口服：成人 10mg，bid 或 tid；6 岁以上儿童，开始 5mg，qd 或 bid，早、午餐前服用，以后视病情每周递增 5~10mg，总量不超过 60mg/d。静脉推注或静脉滴注，5~10mg 以 10% 葡萄糖溶液稀释后缓慢静脉注射，必要时隔 30min 可重复注射；10~30mg 加入 5% 的葡萄糖溶液或生理盐水 500mL 中缓慢静脉滴注。

【制剂】片剂：每片 5mg、10mg。粉针剂：每支 10mg、20mg。注射剂。每支 20mg（2mL）。

【药动学】口服后约 2h 血药浓度达峰值，半衰期 1~2h，作用可持续 4h，代谢后由尿排出。

【作用机制】抑制突触前膜对单胺类神经递质的再摄取，促进神经元释放多巴胺、去甲肾上腺素及 5-羟色胺。

【禁忌证】哌甲酯过敏者，6 岁以下儿童，孕妇及哺乳妇女，高血压病、青光眼、严重心血管病、癫痫患者，严重外源性或内源性抑郁症患者禁用。

【相互作用】①本品与苯丙胺类合用，可增加苯丙胺类血浓度。②与单胺氧化酶抑制剂合用，中枢兴奋作用增强，不宜同服。

【不良反应】①消化系统：上腹部不适、食欲下降、厌食及失眠。②神经系统：头痛、头晕、困倦、焦虑、运动障碍、口干、癫痫发作、生长发育缓慢。③心血管系统：心动过速、血压升高。④血液系统：白细胞减少、血小板减少。

【患者用药指导】①提醒驾车及机器操作者，用药期间可能带来危险。②长期用药应警惕产生依赖性。

戊四氮 Pentetrazole

【商品名或别名】戊四唑，五甲烯四氮唑，卡地阿唑，Metrazol。

【分类】化学：杂环化合物。治疗学：呼吸兴奋剂。妊娠分类：C。

【指征和剂量】用于急性传染病及中枢抑制药中毒引起的呼吸和循环衰竭。皮下注射、肌内注脉或静脉注射，0.1~0.2g，2h 后可重复应用，至苏醒或出现惊厥先兆。静脉注射时每次不超过 0.5g，速度不超过 0.1g/min。

【制剂】注射剂：每支 0.1g/mL。

【作用机制】能兴奋呼吸中枢和血管运动中枢，使呼吸加深加快，血压微升。

【禁忌证】急性心内膜炎及主动脉瘤患者禁用。有惊厥史者禁用。吗啡中毒性呼吸抑制者。普鲁卡因中毒者慎用。

【不良反应】过量使用易致惊厥。

【注意事项】静脉注射速度宜缓慢，可采取静脉滴注给药。本品安全范围小，易致惊厥，临床已少用。

香草二乙胺 Etamivan

【商品名或别名】益迷兴，益迷奋，乙酰胺奋，Emivan。

【分类】化学：烟酰胺类。治疗学：呼吸兴奋剂。妊娠分类：B。

【指征和剂量】同尼可刹米。

口服：早产儿 12.5mg。足月儿 25mg。静脉注射：成人 50~200mg，重症者可达 500mg。

【制剂】口服液：5%乙醇溶液（25%乙醇）。注射剂：每支 100mg/2mL。

【药动学】口服吸收迅速，代谢快，作用持续时间仅 10~30min，静脉注射作用更短，2~10min。

【作用机制】同尼可刹米，能提高机体对二氧化碳的敏感性。

【禁忌证】同尼可刹米。癫痫患者及有惊厥史者禁用。

【相互作用】①本品与盐酸氯丙嗪、异丙嗪、肼苯哒嗪等配伍会发生沉淀反应。②禁与单胺氧化酶抑制剂合用。

【不良反应】同尼可刹米相似，罕见喉痉挛及呼吸暂停。

【患者用药指导】同尼可刹米。

第五章 消化系统药

第一节 助消化药

胰酶 Pancreatin

【商品名或别名】得每通，胰酶肠溶微粒胶囊，Creon。

【分类】治疗学：助消化药。妊娠分类：C。

【指征和剂量】①胰腺外分泌不足疾病：如慢性胰腺炎、胰腺切除术后或胃切除术后、肿瘤引起的胰管或胆总管阻塞。口服，150mg/粒，起始剂量1~2粒，然后根据症状调整剂量，一般5~15粒/d，分3次口服，进餐时或餐后即服。②胰腺疼痛及老年性胰腺外分泌不足：剂量同①。③胰酶缺乏引起的消化不良：剂量同①。

【制剂】胶囊：每粒150mg。

【作用机制】对脂肪、淀粉和蛋白质有水解作用。口服后胶囊在胃中溶解，释放出数百颗带有肠溶包衣的胰酶微粒，可避免在胃中失活，并在胃内与食物充分混合，与食物同步进入十二指肠。在十二指肠近端微粒立即崩解，30min内释放出80%以上的活性酶，保证了营养物质的消化吸收。

【禁忌证】急性胰腺炎的早期患者、对猪蛋白及其制剂过敏者禁用。妊娠及哺乳妇女慎用。

【相互作用】①本药在碱性条件下活性增加，故与等量碳酸氢钠同服可增强疗效。②H_2受体拮抗剂能抑制胃酸分泌，增加胃和十二指肠内的pH值，故能防止胰酶失活，增强胰酶的疗效。合用时可能需要减少胰酶剂量。③本药在酸性溶液中活性减弱，甚至分解灭活，故忌与稀盐酸等酸性药物同服。④避免本药与阿卡波糖、米格列醇同时使用，因会降低后者药效。⑤胰酶可干扰叶酸盐的吸收。⑥不应与pH值小于5.5的食物（如鸡肉、小牛肉、绿豆、食醋）同服，以免降低药效。

【不良反应】偶见腹泻、便秘、胃部不适、恶心及皮疹。

【注意事项】应在低于20℃、干燥处完整保存。

【患者用药指导】胶囊应被整粒吞下，不要碾碎或放在口中咀嚼。吞咽胶囊有困难时（如小儿或老年患者），可小心打开胶囊，将微粒加入软性食物或饮料中立即服用，不可咀嚼。

复合消化酶

【商品名或别名】达吉，Dages。

【分类】治疗学：助消化药。

【指征和剂量】①胃肠道、胰腺消化功能不全：口服：1~2粒，tid，餐后服用。②急、慢性肝脏疾病所致胆汁分泌不足：剂量同①。③胆道疾病、胆囊切除术后、病后恢复期过食及高脂肪食物等引起的消化不良：剂量同①。④用于食欲不振、腹胀、脂肪泻的对症治疗：剂量同①。

【制剂】胶囊。

【作用机制】含有胃蛋白酶、木瓜蛋白酶、淀粉酶、纤维素酶、胰酶、胰脂酶、雄去氧胆酸，促进各种植物纤维素分解，促进蛋白质、脂肪及碳水化合物的消化吸收。促进胆汁分泌和胆色素排泄，抑制肝细胞内脂肪沉积。

【禁忌证】对本品成分有过敏者，急性肝炎及胆道闭锁者禁用。

【不良反应】可能发生口内不快感，偶有呕吐、腹泻。

【患者用药指导】本品需餐后口服。

干酵母 Yeast

【商品名或别名】食母生，亿活，SaccharomycesSiccum。

【分类】治疗学：助消化药。

【指征和剂量】用于食欲不振、消化不良及防治B族维生素缺乏症的辅助治疗。嚼碎口服：3~30g/d分次服用。

【制剂】食母生片剂：每片0.5g。亿活：袋装，每袋250mg。胶囊：每粒250mg。

【作用机制】本品为麦酒酵母菌的干燥菌体，含有维生素 B_1、B_2、B_6，烟酸，叶酸，肌醇及多种酶。能增进食欲，帮助消化。

【相互作用】不能与碱性药物合用，否则可破坏维生素。

【不良反应】无明显不良反应，但用量过大，可发生腹泻。

【患者用药指导】应在饭后嚼碎服用。

第二节　导泻药

比沙可啶 Bisacodyl

【商品名或别名】便塞停，双醋苯啶。

【分类】治疗学：导泻药。妊娠分类：B。

【指征和剂量】用于急、慢性便秘和习惯性便秘。口服：5~10mg，qd。

【制剂】片剂：每片5mg。栓剂：每粒10mg。

【作用机制】本药可通过与肠黏膜直接接触刺激其感觉神经末梢，引起肠反射性蠕动增强而导致排便。

【禁忌证】禁用于对本品过敏，急腹症、胃肠出血，炎症性肠病，肛门破裂或痔疮溃疡，严重水电解质紊乱，因粪块阻塞或机械性肠梗阻者。孕妇慎用。

【相互作用】①本品不应与抗酸药同时服用。②本药不宜与可诱发尖端扭转型室速的药物（如胺碘酮、溴苄胺、丙吡胺、奎尼丁类、索他洛尔、阿司咪唑、苄普地尔、舒托必利、特非那丁、长春胺等）合用，因本药的不良反应可诱发尖端扭转型室速。

【不良反应】可引起轻度腹痛，偶见腹部绞痛，停药后即消失。可出现低血钾；反复使用可致直肠炎，也可致过度腹泻。

【注意事项】本药与洋地黄类药合用时，因本药的不良反应之一低血钾可诱发洋地黄类药的毒性作用，应监测血钾；建议本药使用不超过7d。

【患者用药指导】服药时不得咀嚼和压碎，服药前后2h内不得服用牛奶和抗酸药，以防肠衣过早溶化，刺激胃黏膜。

聚乙二醇 Macrogol

【商品名或别名】福松，Forlax。

【分类】治疗学：渗透性缓泻剂。

【指征和剂量】成人便秘的症状治疗。

口服：10g，qd或bid，溶解在水中服用。

【制剂】粉剂：每袋10g。

【作用机制】渗透性缓泻剂，通过增加局部渗透压，使水分保留在结肠腔内，致粪便软化。粪便软化和含水量增加可以促进其在肠道内的推动和排泄。

【禁忌证】炎症性器质性肠病、肠梗阻、未确诊的腹痛。

【相互作用】与其他药物同时服用可能会阻碍其他药物的吸收，最好与其他药物间隔 2h 服用。

【不良反应】聚乙二醇具有很大的分子量，通常不被吸收，在消化道中不被分解代谢，因而没有明显毒性作用。

【注意事项】在治疗便秘时不要长期使用，根据便秘情况可以间断用药或与其他导泻剂交替使用。

【患者用药指导】在医师指导下用药。

乳果糖 Lactulose

【商品名或别名】杜秘克，Duphalac。

【分类】治疗学：导泻药。妊娠分类：B。

【指征和剂量】①用于急、慢性便秘，尤其适用于肛裂或痔疮排便疼痛及恢复老年人或儿童的排便习惯、术后患者及须卧床的患者、孕妇和产妇预防大便干结、药物性便秘。成人 15mL，qd 或 tid，维持量 10~25mL/d，分早晚各 1 次服用；7~14 岁，15mL/d，维持量 10mL/d；1~6 岁，5~10mL/d；婴儿 5mL/d；分为早晚各 1 次服用。②治疗和预防肝性脑病：见"治疗肝脏疾病辅助药"节。

【制剂】口服溶液：每袋 15mL，每瓶 300mL。

【作用机制】本品为一种合成的酸性双糖，口服进入结肠后，在细菌的作用下分解成乳糖和醋酸，可自然地刺激大肠蠕动，使大肠保留更多的水分，因此使便秘缓解，并使结肠的生理节律得以恢复。同时还能抑制肠道细菌产氨，并阻止氨在肠道吸收，使血氨下降。

【禁忌证】禁用于胃肠道梗阻、对乳糖或半乳糖不耐受、尿毒症患者及对本品中任何成分过敏者。妊娠 3 个月内患者慎用。

【相互作用】不宜与抗酸药同服。

【不良反应】偶有腹部不适、腹胀、腹痛；减量或停药后消失。

【注意事项】本药疗效有个体差异性，故剂量应个体化，以保持每日 2~3 次的软便且粪便 pH 值在 5.5 左右。治疗便秘常用剂量下，糖尿病患者可服用本品。治疗肝性昏迷时采用高剂量，糖尿病患者应慎服。

【患者用药指导】治疗便秘时服药应有规律。本药可加入水、饮料中冲饮或混于食物中服用。

硫酸镁 Magnesium Sulfate

【商品名或别名】泻盐，苦盐。

【分类】治疗学：导泻药。妊娠分类：X。

【指征和剂量】①导泻：口服成人 5~20g，用 400mL 温开水溶解后服下。小儿 1g/岁。②利胆：口服 2~5g，tid 或 qid，饭前服。③十二指肠弓流：由导管注入 33% 硫酸镁 30~50mL。④消肿：用 50% 溶液外敷局部。⑤抗惊厥、降压等：肌内注射 25% 溶液，每次 4~10mL，或将 25% 溶液 10mL 用 5%~10% 葡萄糖注射液稀释成 1% 溶液静脉滴注。

【制剂】注射剂：每支 1g/10mL、2.5g/10mL。

【作用机制】本品口服具有泻下和利胆作用。口服后不被肠道吸收而产生容积性导泻作用，能在 1~6h 后排出流体粪便。口服高浓度溶液可通过刺激十二指肠黏膜，反射性引起胆总管括约肌松弛，胆囊收缩，促进胆囊排空，产生利胆作用。注射有镇静、解痉和降压作用。

【禁忌证】心脏传导阻滞、心肌损害、严重肾功能不全（内生肌酐清除率低于 20mL/min）、肠道出血、急腹症、肠梗阻、孕妇及经期妇女禁用。产前 2h 内不应用硫酸镁。肾功能不全、原有心肺疾病及年老体弱者应慎用本品。

【不良反应】用于导泻时如浓度过高，可自组织中吸收大量水分而导致脱水。静脉注射速度过快或用量过大可致呼吸抑制，血压急剧下降，最后心脏停止于舒张期。

【注意事项】静脉注射应缓慢，应由有经验的医生掌握使用。急性中毒应立即停药行人工呼吸。

【患者用药指导】大量服用可致脱水，故用量应遵医嘱。

蓖麻油 Castor Oil

【分类】治疗学：导泻药。妊娠分类：X。

【指征和剂量】用于便秘。也可用于外科手术前或肠镜检查前清洁灌肠。睡前口服：成人 10~25mL。儿童 5~10mL。

【制剂】口服液：每瓶 30mL。

【作用机制】刺激性泻药，口服后在小肠上部被胰酶和胆汁分解，释放出有刺激性的蓖麻油酸，引起肠蠕动增加。作用迅速，服药后 4~6h 排出稀便。还可抑制钠离子和葡萄糖等的吸收并促进钠离子、水的分泌。

【禁忌证】孕妇忌用；婴儿忌用。

【不良反应】可有恶心，少数人出现峻泻。

【相互作用】①不宜与脂溶性驱虫药合用。②本药可以增加脂溶性毒物的吸收，故磷、苯中毒时不宜应用。

【患者用药指导】本药一般应睡前服用。老年人不宜反复应用。

酚酞 Phenolphthalein

【商品名或别名】果导。

【分类】治疗学：导泻药。妊娠分类：C。

【指征和剂量】用于慢性便秘。口服 1~2 片，qn。

【制剂】片剂：每片 50mg、100mg。

【作用机制】本品口服后在肠内碱性肠液作用下形成可溶性盐，刺激结肠而导泻。其作用大小与肠液碱性高低有关。导泻作用较温和。

【禁忌证】下述情况禁用：①对本药过敏者。②婴儿。③阑尾炎、直肠出血、肠梗阻、粪块阻塞。④充血性心力衰竭、高血压患者。幼儿及孕妇慎用。

【不良反应】偶见过敏反应、肠炎、皮炎及出血倾向。美国致癌性研究结果表明，使用高于推荐剂量或长期服用时，本药对人体有潜在的致癌性。

【注意事项】药物过量或长期滥用可致电解质紊乱，诱发心律失常、神志不清、肌痉挛以及倦怠乏力等，应避免之。

【患者用药指导】一般应睡前服用，服用后 8h 排便。

甘油 Glycerol

【商品名或别名】开塞露。

【分类】治疗学：导泻药。妊娠分类：C。

【指征和剂量】用于便秘。

直肠给药：成人 20mL/次，小儿 5~10mL/次。

【制剂】灌肠剂。

【作用机制】为甘油和山梨醇制剂，注入肛门可刺激直肠壁，反射性引起排便，有润滑性通便作用。

【禁忌证】恶心、呕吐、剧烈腹痛、肠道穿孔者禁用，新生儿、幼儿慎用。

【注意事项】避光密闭保存。严重心衰患者使用应遵医嘱。

【患者用药指导】冬季本品宜用40℃温水预热后用。注药导管的顶端在剪开后其开口应光滑，缓慢送入肛门，避免损伤直肠黏膜。

番泻叶 CassiaAngustifolia

【商品名或别名】洋泻叶，Sennae。

【分类】治疗学：导泻药。妊娠分类：X。

【指征和剂量】便秘及X线检查、肠镜检查前的肠道准备。

口服：成人5~10g，开水泡5min服用，或稍煎服用。

【作用机制】主要成分蒽醌苷，能刺激大肠而导泻，服药后4~6h可排出软便或水样便。

【禁忌证】月经期、孕妇禁用；婴儿禁用。老年人及体弱者慎用。

【不良反应】少数人有恶心、呕吐、腹痛，但排便后自行缓解。偶可引起峻泻。

【注意事项】煎服时不宜久煎。

第三节　止泻药

双八面体蒙脱石 Dioctahedral

【商品名或别名】思密达，复合硅铝酸盐，Smectite，Smecta。

【分类】治疗学：止泻药。

【指征和剂量】①用于成人及儿童急、慢性腹泻：口服，成人1袋，tid；2岁以上儿童2~3袋/d，分3次服用；1~2岁1~2袋/d，分3次服用；1岁以下1袋/d，分3次服用。加入温水中混匀，在两餐间服用。急性腹泻者，首剂量可加倍。②用于胃食管反流病及食管炎、胃炎：1袋，tid，饭后服用。③用于食管狭窄扩张术或支架置入术后：1袋，tid或qid。④用于结肠炎、肠易激综合征：口服或保留灌肠。口服剂量同前；保留灌肠剂量，1~3袋，混于50~100mL温水中，qd或tid。

【制剂】粉剂：每包3g。

【作用机制】本品有提高消化道黏液的质和量，加强黏膜屏障作用；帮助消化道上皮细胞的恢复和再生；固定抑制多种病毒、致病菌及所产生的毒素，吸附消化道内气体；平衡肠道菌群，提高消化道的免疫功能；对肠道局部有止血作用。

【相互作用】①本药和诺氟沙星合用可提高对致病性细菌感染的疗效。②本药可减轻红霉素的胃肠道反应，提高红霉素的疗效。

【不良反应】极少数患者长期服用会发生便秘。

【注意事项】如需服用其他药物，需与本品间隔一段时间；食管狭窄扩张术或支架置入术后1h即可服用。

【患者用药指导】①将本药加入50mL温水中，摇匀服用。不能将本药直接倒入口中用水冲服或用水调成糊丸状服用，以免造成本药在消化道黏膜上分布不均，影响疗效。②本药可能影响其他药物的吸收，应在服用本药之前1h服用其他药物。③腹泻者宜于两餐间服用；急性腹泻时立即服用，且首剂加倍。④胃食管反流病及食管炎患者饭后服用。⑤结肠炎、肠易激综合征患者饭前服用；也可用保留灌肠法。⑥患者用药后症状改善即可减量，症状控制即可停药，以免长期服用而发生便秘。

洛哌丁胺 Loperamide

【商品名或别名】易蒙停，腹泻啶，盐酸氯苯哌酰胺，盐酸氯哌拉米，罗宝迈。

【分类】治疗学：止泻药。

【指征和剂量】①用于急性腹泻：口服，2mg/粒，起始剂量：成人1~2粒，5岁以上儿童1粒。以后每次腹泻后1粒。总量成人不超过8粒/d；20kg体重儿童，不超过3粒/d。②用于慢性腹泻：起始剂量，成人1~2粒，5岁以上儿童1粒。以后根据情况调整，成人1~6粒/d；20kg体重儿童，不超过3粒/d。

【制剂】胶囊：每粒2mg。口服液：0.2mg/mL、30mL/瓶。

【作用机制】本品作用于肠壁的阿片受体，阻止纳洛酮及其他配体与阿片受体结合，阻止乙酰胆碱和前列腺素释放，从而抑制肠蠕动，延长肠内容物的通过时间，促进水电解质吸收。也可抑制由钙依赖性促分泌素诱导的直接分泌作用，从而减少肠的分泌和水电解质的丧失。本品还可增加肛门括约肌的张力，以抑制大便失禁和便急。

【禁忌证】5岁以下儿童，肠梗阻、便秘、胃肠胀气及严重脱水等患者，溃疡性结肠炎的急性发作期以及广谱抗生素引起的伪膜性结肠炎等患者禁用。哺乳期妇女、严重中毒性或感染性腹泻者避免使用。肝功能障碍者不宜用。孕妇慎用。

【不良反应】偶见口干、嗜睡、倦怠、头晕、恶心、呕吐、胃肠不适及过敏反应。

【注意事项】肝功能障碍者，可能导致体内药物过量，应注意中枢神经系统的中毒反应；过量时可能出现木僵、调节功能紊乱、嗜睡、瞳孔缩小肌张力过高及呼吸抑制等中枢神经症状和肠梗阻，可用纳洛酮解救，至少需监视48h；本药可产生依赖性，应避免长期服用。5岁以上儿童用量减半。

【患者用药指导】空腹服或饭前半小时服用可提高疗效。若发生漏服，不可补服。

复方地芬诺酯 CompoundDiphenoxylate

【商品名或别名】复方苯乙哌啶，止泻宁。

【分类】治疗学：止泻药。妊娠分类：X。

【指征和剂量】用于急、慢性功能性腹泻及慢性肠炎。口服 1~2 片，bid 或 tid。

【制剂】片剂：每片含盐酸地芬诺酯 2.5mg、硫酸阿托品 0.025mg。

【作用机制】本药为含有地芬诺酯和阿托品的复方制剂。本品对肠道的作用与吗啡类似，直接作用于肠平滑肌，通过抑制黏膜感受器，消除局部黏膜的蠕动反射而减弱肠蠕动，并增加肠节段性收缩，使肠内容物通过迟缓，从而促进了肠内水分吸收。本品也具有中枢作用，大剂量使用产生镇痛作用和欣快感，长期服用可致依赖性，但与阿托品合用可使依赖性减少。

【禁忌证】对本药过敏者，孕妇、哺乳期妇女，青光眼患者，严重肝病、黄疸患者禁用。正在服用依赖性药物的患者慎用。2 岁以下儿童禁用，2 岁以上慎用。

【相互作用】①本药可以增强巴比妥类、阿片类和其他中枢抑制药的作用，不宜合用。②本药可以减慢肠蠕动，可影响其他药物的吸收，使呋喃妥因的吸收增加 1 倍。

【不良反应】偶见口干、腹部不适、恶心、呕吐、嗜睡、烦躁、失眠等，长期应用可致依赖性。

【注意事项】不能用作细菌性痢疾的基本治疗药物。

【患者用药指导】避免长期服用，因可致依赖性。

乳酶生 Lactasin

【商品名或别名】 表飞鸣，Biofermin。

【分类】 化学：微生态制剂。治疗学：调节肠道微环境。

【指征和剂量】 ①消化不良、腹胀：口服，成人 300~900mg，tid，饭前服。②儿童腹泻：5 岁以上儿童 300~600mg；5 岁以下 100~300mg，tid，饭前服。

【制剂】 片剂：每片 0.1g、0.15g、0.3g。

【作用机制】 本品为人工培养的活乳酸菌的干燥制剂。乳酸菌在肠内能使糖分解产生乳酸，使肠内酸度增高，抑制肠内病原菌繁殖，同时能防止肠内异常发酵，减少气体产生，因而有促进消化和止泻作用。

【禁忌证】 对本药过敏者禁用。

【相互作用】 ①抗生素可使本药失活，降低疗效，不宜合用。②吸附剂（如活性炭）鞣酸蛋白、铋剂、酊剂等可吸附、抑制或杀灭乳酸杆菌，不宜合用。

【注意事项】 本品不宜与多种抗菌药、吸附剂及收敛剂同时服用。若必须合用，两药的服用时间必须间隔 2h 以上，以免影响疗效；密闭于阴凉干燥处保存。

双歧杆菌三联活菌片

【商品名或别名】 金双歧，GoldenBifid。

【分类】 化学：微生态制剂。治疗学：调节肠道微环境。

【指征和剂量】 ①由疾病、外科手术、放化疗或长期使用抗生素等多种原因引起的肠道菌群失调：口服，0.5g/片，成人 4 片，bid 或 tid；儿童用药：6 个月以内，1 片；6 个月~3 岁，2 片；3~12 岁，3 片，以上均 bid 或 tid。②急、慢性肠炎，腹泻，便秘等肠功能紊乱的防治：剂量同①。

【制剂】 片剂：每片 0.5g。

【作用机制】 本品含长型双歧杆菌、保加利亚乳杆菌及嗜热链球菌，双歧杆菌通过磷壁酸与肠黏膜上皮细胞相互作用，紧密结合，与其他厌氧菌结合共同占据肠黏膜表面，形成一个生物膜屏障，阻止致病菌及条件致病菌的定植及入侵。其代谢过程中产生大量的乳酸和醋酸，有利于抑制致病菌生长。维持肠道菌群平衡；双歧杆菌能合成多种维生素，增加人体营养；激活机体吞噬细胞的吞噬功能，提高机体免疫力。本品可直接补充人体肠道内正常的生理性细菌，调整肠道菌群平衡；抑制并清除肠道中对人体有潜在危害的菌类甚至病原菌。

【注意事项】 冷藏保存。

【患者用药指导】不宜加热水服用，可杀死双歧杆菌而影响疗效，避免与抗生素同服。

第四节　促胃肠动力药

甲氧氯普胺 Metoclopramide

【商品名或别名】胃复安，灭吐灵。

【分类】治疗学：促胃肠动力药。

【指征和剂量】用于各种原因引起的恶心、呕吐、嗳气、食欲不振、上腹饱胀等。

口服：每次 5~10mg，餐前半小时服。肌内注射：每次 10~20mg，剂量不超过 0.5mg/（kg·d）。

【制剂】片剂：每片 5mg、10mg。注射剂：每支 10mg/1mL。

【作用机制】本品为延髓催吐化学感受区（CTZ）中多巴胺受体拮抗剂，能提高 CTZ 的阈值，具有强大的中枢镇吐作用。并有加强胃及上部肠段的运动，松弛幽门提高食物的通过率，促进肠蠕动和胃排空。还能刺激泌乳素分泌而产生催乳作用。

【禁忌证】禁用于嗜铬细胞瘤、癫痫、进行放疗或化疗的乳癌患者以及机械性肠梗阻和胃肠出血或穿孔患者。孕妇不宜用。对普鲁卡因或普鲁卡因胺过敏者、肝肾功能不全者慎用。

【相互作用】①与阿托品等抗胆碱能药合用能减弱本品止吐效果。②与西咪替丁合用可降低后者生物利用度。③与吩噻嗪类药合用可增加本品锥体外系不良反应。④与乙醇合用可加强镇静作用。⑤能增加对乙酰氨基酚、氨苄西林、左旋多巴及四环素等药的吸收，减少地高辛的吸收。

【不良反应】可有倦怠、嗜睡、恶心、腹泻、皮疹、便秘、口干、头痛、容易激动及乳腺肿痛、溢乳等。注射给药可引起体位性低血压。长期大剂量使用可出现锥体外系反应。

【注意事项】妇女、儿童、老人应减量，禁忌长期用药。

多潘立酮 Domperidone

【商品名或别名】 吗丁啉，胃得灵，Motilium。

【分类】 治疗学：促胃肠动力药。

【指征和剂量】 ①由胃排空缓慢、胃食管反流、慢性胃炎、食管炎等引起的消化不良症状，如恶心、呕吐、嗳气、腹痛、腹胀及食管和胃烧灼感。口服：5~10mg，tid，餐前半小时服。②各种原因引起的恶心呕吐：剂量同①。

【制剂】 片剂：每片 10mg。滴剂：10mg/mL。口服混悬剂：1mg/mL。

【作用机制】 本品为外周多巴胺受体拮抗剂，可促进食管的蠕动和增加食管下括约肌的张力，防止胃食管反流。增加胃的收缩力，使幽门松弛，改善胃与十二指肠的协调性，从而促进胃排空。由于不易透过血脑屏障，对脑内多巴胺受体几乎没有影响。

【禁忌证】 禁用于对本药过敏、嗜铬细胞瘤、进行放疗或化疗的乳癌患者以及机械性肠梗阻和胃肠出血等患者。孕妇不宜用。1 岁以下小儿慎用；心律失常、低血钾及接受化疗的肿瘤患者，有加重心律失常的危险，应慎用。

【相互作用】 ①与红霉素联用有协同作用，可用于治疗糖尿病性胃轻瘫。②与甘露醇联用有协同作用。③与抗胆碱能药合用可降低本药作用，不宜合用。④本药可增加对乙酰氨基酚、氨苄西林、左旋多巴及四环素等药的吸收。⑤本药可减少地高辛的吸收。⑥H_2 受体拮抗剂可减少本药在胃肠道的吸收。⑦与锂剂和地西泮类药合用可引起锥体外系症状。

【不良反应】 偶见口干、便秘、腹泻、轻度腹部痉挛；偶见头痛、头晕、倦怠、嗜睡及锥体外系症状。罕见血清泌乳素水平升高，停药后即可恢复正常。

【注意事项】 使用时剂量不宜过大，不超过 60mg/d。

【患者用药指导】 应在餐前半小时服药。

西沙必利 Cisapride

【商品名或别名】 普瑞博思，优尼比利，Prepulsid。

【分类】 治疗学：促胃肠动力药。妊娠分类：X。

【指征和剂量】 用于胃食管反流性疾病、功能性消化不良、胃轻瘫、术后胃肠麻痹及慢性便秘等。也用于肠易激综合征及部分假性肠梗阻。

口服：5~10mg，tid，饭前半小时服。

【制剂】 片剂：每片 5mg、10mg。

【作用机制】本品为新型的全胃肠道促动力药。通过刺激肠神经系统肌间运动神经元的 5-羟色胺受体，增加乙酰胆碱的释放，从而在胃肠道的所有水平上激发协调性的运动。

【禁忌证】禁用于对本品过敏，胃肠出血、梗阻或穿孔以及其他刺激胃肠道可能引起危险的疾病，有 QT 间期延长病史或已知有先天性长 QT 综合征家族史、心肌病、心力衰竭、心律失常等患者。孕妇禁用。哺乳期妇女、儿童不推荐使用。肝、肾功能减退者慎用。

【相互作用】①本药可加速中枢神经系统抑制药的吸收，不宜合用。②抗胆碱药可降低本药的疗效。③与环孢素合用，可增加后者的吸收，增加后者的毒性。④禁止与三唑类抗真菌药（如酮康唑、伊曲康唑、咪康唑、氟康唑）、大环内酯类抗生素（如红霉素、克拉霉素或醋竹桃霉素）、蛋白酶抑制剂（如印地那韦）联合应用，因可致心律失常。⑤禁止与任何能延长 QT 间期的药物合用。

【不良反应】可有一过性腹痛、腹泻、肠鸣。偶见过敏、轻度头痛或头晕。偶见尖端扭转型室性心律失常，其发生与剂量过大密切相关。

【注意事项】如出现腹泻应减量。同时进行抗凝治疗时，应注意监测凝血时间。

【患者用药指导】用药期间禁止饮用柚子汁。请在医师指导下用药。

莫沙必利 Mosapride

【商品名或别名】瑞琪，加斯清。

【分类】治疗学：促胃肠动力药。

【指征和剂量】①主要用于功能性消化不良伴有胃灼热、嗳气、恶心、呕吐、早饱、上腹胀等。口服，5mg，tid，饭前服用。②用于胃食管反流性疾病、胃轻瘫、术后胃肠麻痹：剂量同①。

【制剂】片剂：每片 5mg。

【作用机制】本品为 5-羟色胺 4（5-HT）受体激动剂，通过兴奋胃肠道胆碱能中间神经元及肌间神经丛的 5-HT 受体，促进乙酰胆碱的释放，从而增强胃肠道运动，不影响胃酸的分泌。

【禁忌证】对本药过敏者禁用。

【相互作用】与抗胆碱能药物合用可能减弱本品的作用。

【不良反应】主要表现为腹泻、腹痛、口干、皮疹及倦怠、头晕等。偶见嗜酸性粒细胞增多、三酰甘油升高及转氨酶、碱性磷酸酶（AKP）、γ谷氨酰转肽酶（γ-GT）升高。

【注意事项】服用2周后，消化道症状有改善时，停止服用。

【患者用药指导】请在医师指导下用药。

马来酸替加色罗 TegaserodHybogenMaleate

【商品名或别名】泽马可，Zelmac。

【分类】化学：氨基胍吲哚类。治疗学：消化道动力感觉调节剂。妊娠分类：C。

【指征和剂量】用于女性便秘型肠易激综合征患者缓解症状的短期治疗。

口服：6mg，bid。

【作用机制】本品是吲哚类选择性5-HT受体部分激动剂，通过激动胃肠道5-HT受体刺激胃肠蠕动反射和肠道分泌，并抑制内脏的敏感性。与人体5-HT受体有高亲和力，但与5-HT受体或多巴胺受体没有明显亲和力。作为神经元5-HT受体的部分激动剂，激发神经递质如降钙素基因相关肽从感觉神经元的进一步释放。体内实验显示，本品可以增强胃肠道基础运动，纠正整个胃肠道的异常动力，减轻结肠、直肠膨胀时内脏的敏感性。

【制剂】片剂：每片6mg。

【禁忌证】对本品过敏、肾功能严重损害、中度或严重的肝功能损害、患有肠梗阻、症状性胆囊疾病、可疑肝胰壶腹括约肌（Oddi括约肌）功能紊乱或有肠粘连病史者禁用。不推荐孕妇、哺乳期妇女及儿童使用。

【相互作用】现有资料未发现相关的药物相互作用。

【不良反应】本品主要不良反应为腹泻，国内外临床研究中，服用本品发生腹泻者多为单次发作，在大多数情况下，腹泻会发生在服用本品进行治疗的第1周内。其他不良反应包括：腹痛、恶心、腹胀、头痛、头晕、偏头痛、腿部疼痛、关节痛、背痛、流感样症状等。

【注意事项】①腹泻或与肠易激综合征相关的复发性腹泻患者慎用。②增加胃肠道动力可能导致不良影响的患者慎用。③轻、中度肾功能不全及轻度肝功能不全者慎用，如确需使用，剂量需调整。④服药期间如出现新的腹痛或腹痛加剧，应停用。在治疗的第1周内有可能出现腹泻，此后腹泻症状会随着治疗而消失，但如果出现腹泻症状加重应及时处理。

【患者用药指导】请在医师指导下用药。

第五节　制酸药

碳酸氢钠 SodiumBicarbonate

【商品名或别名】小苏打，重碳酸氢钠，BakingSoda。

【分类】化学：电解质。治疗学：制酸剂、电解质再生剂、全身及泌尿系统碱化剂。妊娠分类：C。

【指征和剂量】用于消化性溃疡和高酸性胃炎，目前很少单独使用，多与其他制酸剂配成混合制剂，也用于治疗代谢性酸中毒并能碱化尿液。

口服：成人 0.3~2.0g，小儿 10~50mg/kg，tid，疼痛时或疼痛前服下。静脉滴注：5%碳酸氢钠溶液 0.5mL/kg，可使二氧化碳结合力提高 1 容积%；若以血气分析的碱剩余（BE）计算，在代谢性酸中毒时，每增高 1mmol 的 BE 需补给 5%碳酸氢钠 0.5mL/kg，宜先将总量的 1/2 由静脉滴入。对心肺复苏的危重患者，可不等待血气结果，由静脉给予 5%碳酸氢钠 100mL。

【制剂】每片 0.3g。注射剂：每支 1g/20mL，5%250mL。

【作用机制】口服本品能迅速中和胃酸，从而解除溃疡病的疼痛。但作用短暂且产生大量的 CO_2 气体，有导致继发性胃酸分泌的缺点。目前很少单独使用。

【禁忌证】禁用于可能发生穿孔的消化性溃疡患者；忌与酸性药物如胃蛋白酶合剂等配伍。

【相互作用】不宜与胃蛋白酶合剂、维生素 C 等酸性药物合用，因可使各自疗效降低。由于可能产生沉淀和分解反应，本品不宜与重酒石酸间羟胺、庆大霉素、四环素、肾上腺素、多巴酚丁胺、苯妥英、钙盐等同瓶静脉滴注。

【不良反应】口服后产生二氧化碳及引起继发性胃酸过多。用量过大可致碱中毒。

【注意事项】充血性心力衰竭、水肿和有肾功能不全的酸中毒患者使用本品应十分慎重。

【患者用药指导】此药不宜长期大量服用，用量过大可致碱中毒。病情控制后可停药或遵医嘱。

氢氧化铝 AluminumHydroxide

【分类】化学：铝盐。治疗学：抗酸剂。妊娠分类：C。

【指征和剂量】用于治疗消化性溃疡和高酸性胃炎。

口服：氢氧化铝凝胶，成人口服 5~20mL，tid 或 qid，上消化道出血时，可 10~20mL，q2~3h，总量如超过 200mL/d，有可能导致肠梗阻。成人 0.6~1.2g，tid 或 qid，宜在饭前或痛时嚼碎后服，必要时睡前加服 1 次。

【制剂】片剂：每片 0.3g。

【作用机制】本品在胃内形成凝胶，附在黏膜表面，对溃疡面起保护作用，能中和胃酸，是一个代表性的制酸药物。对消化性溃疡、出血性胃炎及急性胃黏膜病变引起的急性上消化道出血具有保护黏膜屏障和止血作用，还可保护或减少胃黏膜受到水杨酸制剂、皮质激素等药物的直接刺激和损伤。

【禁忌证】肝肾功能不全者禁用。肾功能不全者慎用。

【相互作用】本品含多价铝离子，可与四环素类形成络合物而影响其吸收，故不宜合用。可通过多种机制干扰地高辛、华法林、双香豆素、奎宁、奎尼丁、氯丙嗪、普萘洛尔、吲哚美辛、异烟肼、维生素及巴比妥类的吸收和消除，使上述药物的疗效受到影响，应尽量避免同时使用。

【不良反应】可引起便秘。长期大量服用可阻碍磷的吸收，出现肌无力、食欲不振、骨软化等。

【注意事项】①本品能阻碍磷的吸收，故不宜长期大剂量使用；②为防止便秘常与三矽酸镁或氧化镁交替服用。治疗胃出血时宜用凝胶剂。

【患者用药指导】天冷时可将凝胶用热水浴将药瓶温暖后再服，不宜服用冷凝胶。此药不宜长期服用，症状控制后可停药或遵医嘱。

氧化镁 MagnesiumOxide

【商品名或别名】煅制美，重制氧化镁，MagnesiaUsta。

【分类】化学：镁盐。治疗学：抗酸剂。妊娠分类：C。

【指征和剂量】用于消化性溃疡和高酸性胃炎，亦可作为缓泻剂用于便秘患者。

口服：成人 0.2~1g，tid 或 qid；如作为缓泻剂用于便秘患者，成人 1.0~3.0g，tid 或 qid。

【制剂】片剂：每片 0.2g。

【作用机制】本品在胃内形成凝胶，附在黏膜表面，对溃疡面起保护作用，能中和胃酸，是一作用较强而持久的制酸药物。中和胃酸后产生氧化镁，$Mg2*$ 难吸收，通过渗透压作用夺取水分而产生轻泻。

【相互作用】本品可干扰四环素类的吸收，应避免同时使用。

【禁忌证】肝肾功能不全者禁用。

【不良反应】可导致轻泻。

【注意事项】肾功能不全者服用本品可能产生滞留性中毒，如证实为高镁血症可静脉注射钙盐对抗。

【患者用药指导】此药不宜长期服用，症状控制后可停药或遵医嘱。

镁乳 MagnesiumMilk

【商品名或别名】氢氧化镁合剂。

【分类】化学：镁盐。治疗学：抗酸剂。妊娠分类：C。

【指征和剂量】用于消化性溃疡和高酸性胃炎，也可用作轻泻剂。

口服：成人 5mL，tid 或 qid；用作轻泻 15~30mL。

【制剂】乳剂：每 100mL 内含硫酸镁 4.75g、氢氧化镁 1.5g、轻质氧化镁 5.25g、枸橼酸 10mg。

【作用机制】不溶于水，为难吸收的制酸剂，中和胃酸的作用弱而慢，但较持久，不产生二氧化碳和碱血症。服用后在胃和十二指肠中形成胶状物覆盖溃疡面而起保护作用，常与其他碱剂合用。此外尚有轻微导泻作用。

【禁忌证】肝肾功能不全者禁用。

【相互作用】本品可干扰四环素类的吸收，应避免同时使用。

【不良反应】可导致轻泻。

【注意事项】同氧化镁。

【患者用药指导】此药不宜长期服用，症状控制后可停药或遵医嘱。

复方铝酸铋 CompandBismuthAluminate

【商品名或别名】胃必治，胃铋治，治胃灵。

【分类】化学：铋制剂。治疗学：抗酸剂。妊娠分类：C。

【指征和剂量】用于消化性溃疡、高酸性胃炎及十二指肠球炎。口服：成人 1~2 片，tid，饭后服。

【制剂】片剂：每片含本品 200mg，以及重质碳酸镁、碳酸氢钠、甘草浸膏、弗朗鼠素、茴香等。

【作用机制】能中和胃酸及保护胃黏膜。本品多半制成复方制剂。中药有泻下，驱风，排除气体，减轻疼痛等作用。

【不良反应】能产生二氧化碳，引起嗳气。长期服用可引起便秘、高钙血症、肾钙化等。

【注意事项】口服后舌苔及大便可以偏黑，大便稀溏，须注意与上消化道出血鉴别。应禁酒，少食煎烤、油腻食物。

【患者用药指导】此药不宜长期服用，症状控制后可停药或遵医嘱。

第六节　胃黏膜保护剂

硫糖铝 Sucralfate

【商品名或别名】胃溃宁，Ulcerlmin，Carafate，Antepsin。

【分类】化学：二硫酸双糖、铝盐。治疗学：抗溃疡药。妊娠分类：B。

【指征和剂量】治疗胃、十二指肠溃疡，促进溃疡愈合，与抗胆碱药并用，止痛效果较佳。也用于防治急性胃黏膜糜烂出血。

口服：片剂，1g，tid 或 qid。饭前 1h 和 qn。混悬液，10~20mL，tid 或 qid。饭前 1h 和 qn。

【制剂】片剂：每片 0.25g。混悬液：每包 10mL。

【药动学】本品口服剂量的 5% 以上经胃肠道吸收，作用时间 5h，主要由大便排出，少量的双糖硫酸酯由尿中排出。

【作用机制】本品在酸性环境中解离成八硫酸盐蔗糖聚合物，可黏附在溃疡底面与胃黏膜蛋白结合，形成屏障保护胃黏膜；能与胃蛋白酶结合抑制其蛋白分解活动，作用较持久；具有中和胃酸作用。与 H_2 受体拮抗剂合用有协同作用。

【相互作用】不宜与多酶片合用，否则两者疗效均降低。与西咪替丁合用时可能降低本品疗效。

【不良反应】不良反应发生率约为 4.7%，其中主要有便秘、口干、恶心、胃痛等。

【注意事项】本品可通过乳汁排出，所以哺乳期应慎用。制酸剂能影响硫糖铝的疗效，服本品前半小时不宜服用制酸剂。出现便秘时可加服少量轻泻剂。可与适当抗胆碱药合用以降低不良反应。

【患者用药指导】 治疗起效后，应继续服药数月，以免复发。症状控制后可停药或遵医嘱。

双枸橼酸铋三钾 Tri-PotassiumDicitratobismuthate

【商品名或别名】 得乐，迪乐，De-Nol。

【分类】 化学：钾盐。治疗学：抗溃疡药。妊娠分类：X。

【指征和剂量】 用于治疗消化性溃疡，胃炎。

口服：成人 5mL，加水稀释成 20mL，或者每次 1 包，tid 或 qid，饭前服。

【制剂】 颗粒剂（冲剂）：每包 0.3g。混悬剂（合剂）：0.12~0.16g/5mL。

【作用机制】 为复合性铋盐，胃内吸收差，在酸性环境时可与蛋白质螯合形成不溶性蛋白铋复合物，可刺激黏液分泌；并使其特性发生改变而黏附在黏膜上，维持 pH 梯度；可抑制胃蛋白酶的分泌，并使其失活；与肉芽肿有亲和力，在溃疡底部与蛋白质样物质黏附结合成为一层保护性薄膜，阻止 H* 反弥散；此外，尚可刺激前列腺素合成和消除幽门螺杆菌作用。

【禁忌证】 严重肝肾功能不全者及孕妇禁用。

【不良反应】 少数可见便秘、灰褐色便、失眠及乏力等。一般停药后即自行消失。

【注意事项】 一般肝肾功能不良者应适当减量。儿童、乳母遵医嘱。

【患者用药指导】 此药不宜长期服用，症状控制后可停药或遵医嘱。

胶体果胶铋 ColloidalBismuthPectin

【商品名或别名】 维敏胶囊。

【分类】 化学：铋盐。治疗学：抗溃疡药。妊娠分类：X。

【指征和剂量】 胃及十二指肠溃疡、幽门螺杆菌相关性慢性浅表性胃炎和慢性萎缩性胃炎。

口服：每次 3 片，qid，饭前服用，睡前加服，4 周为 1 个疗程。

【制剂】 片剂：每片 50mg（以铋计）。

【作用机制】 本品为胃黏膜隔离剂，在酸性胃液中形成稳定的胶体，对幽门螺杆菌分泌的酶具有广泛的抑制作用，从而对该菌有很强的杀灭作用，还与溃疡表面有较强的亲和力，能促进溃疡愈合和炎症的消失。

【禁忌证】 严重肝肾功能不全者及孕妇禁用。

【不良反应】偶有轻度便秘。

【注意事项】服用本品期间，大便呈黑褐色为正常现象。

【患者用药指导】此药不宜长期服用，症状控制后可停药或遵医嘱。

胶体次枸橼酸铋 ColloidalBismuthSubcitrate

【商品名或别名】德诺，三钾二枸橼酸铋胶体，得乐，De-Nol，CBS，TDB。

【分类】化学：铋盐。治疗学：抗溃疡药。妊娠分类：X。

【指征和剂量】胃及十二指肠溃疡的治疗，幽门螺杆菌阳性慢性胃炎的治疗。

口服：2 片，bid 或 tid，于饭前半小时及晚饭后 2h 服用，4 周为 1 个疗程。颗粒剂，1 包，bid 或 tid，用水冲服。6~8 周为 1 个疗程。

【制剂】每片 120mg。颗粒剂：每包 1.2g（含本品 300mg）。

【药动学】本品在胃中形成不溶性胶体沉淀，难以被消化道吸收。铋吸收后主要分布在肝、肾及其他组织中，以肾脏分布最多，主要通过肾脏排泄。未吸收的铋随粪便排出体外。

【作用机制】本品与其他铋剂相比，具有很高的水溶性和良好的胶体性。其作用不是通过中和胃酸也不是抑制胃酸分泌，而是在酸性胃液作用下，胶体铋能与溃疡面上坏死组织中的蛋白质成分结合，形成蛋白铋的复合物，成为保护性薄膜，从而隔绝胃酸、胃蛋白酶及食物对溃疡黏膜的侵蚀性作用，促进溃疡组织的修复和愈合。另外，本品能与胃蛋白酶发生螯合作用而使其失活；铋离子能促进黏液的分泌，对溃疡的愈合也有一定的作用；本品可渗透进入幽门螺杆菌细胞膜，抑制其酶的活性，干扰细胞代谢，促使其被防御系统破坏，故有很强的杀灭幽门螺杆菌的作用。

【禁忌证】严重肝肾功能不全者和孕妇禁用。

【相互作用】服用本品前、后 30min 内，如服用其他任何药物，均能干扰其抗溃疡作用。本品和四环素同时服用会影响四环素的吸收。

【不良反应】由于硫化铋的形成会出现黑便，但变色不同于黑粪症；其他主要表现为胃肠道症状，如恶心、呕吐、便秘和腹泻。偶见轻度过敏反应。

【注意事项】牛奶、含乙醇的饮料及抗酸剂可能干扰其作用，不宜同时服用。长期大量服用铋盐，有报道可能发生可逆性脑病、精神紊乱、肌肉痉挛性收缩、运动失调、步履艰难等，出现这种情况应立即停药。按常规剂量和时间用药一般不会产生可逆性脑病，本品可抑制口服四环素的效力。

【患者用药指导】此药不宜长期服用，症状控制后应停药或遵医嘱。

雷尼替丁/枸橼酸铋钾 Ranitidine/BismuthPotassiumCitrate

【商品名或别名】格来适。

【分类】治疗学：抗溃疡药。妊娠分类：X。

【指征和剂量】胃及十二指肠溃疡、反流性食管炎、上消化道出血、幽门螺杆菌感染等疾病。

口服：1粒，bid。

【制剂】片剂：每粒含雷尼替丁100mg，枸橼酸铋钾110mg。

【作用机制】本品中雷尼替丁能有效抑制基础胃酸及促胃液素刺激引起的胃酸分泌，降低胃酸和胃蛋白酶的活性。枸橼酸铋钾在胃内迅速崩解，在胃酸作用下水溶性胶体铋与溃疡表面或炎症部位的蛋白质形成不溶性含铋沉淀，牢固地黏附糜烂面形成保护屏障，抵御胃酸与胃蛋白酶对黏膜面的侵蚀，并能刺激内源性前列腺素释放，促进胃黏膜分泌，加速黏膜上皮修复，改善胃黏膜血流与清除幽门螺杆菌。

【禁忌证】严重肾功能障碍患者、对本品过敏者及孕妇禁用。一般肝、肾功能障碍患者及哺乳期妇女、儿童慎用。

【不良反应】偶见便秘、腹泻、舌及大便呈灰褐色，停药后即行消失。

【患者用药指导】此药不宜长期服用，症状控制后可停药或遵医嘱。

丽珠胃三联

【商品名或别名】白色片：枸橼酸铋钾（BismuthPotassiumCitrate）；黄色片：克拉霉素（Clarithromycin）；绿色片：替硝唑（Tinidazole）。

【分类】治疗学：抗菌胃保护黏膜药。妊娠分类：X。

【指征和剂量】治疗十二指肠溃疡、胃溃疡（伴有幽门螺杆菌感染者），特别是复发性及难治性溃疡；慢性胃炎（伴有幽门螺杆菌感染者），用一般药物治疗无效而症状又较重者。口服：白色片2片，bid，早、晚餐前30min空腹服。绿色片1片，bid，早、晚餐后服。黄色片1片，bid，早、晚餐后服。1周1个疗程，根据病情，必要时可加服1个疗程。

【制剂】片剂：白色片0.3g（相当于含铋0.11g），绿色片0.5g，黄色片0.25g（25万U）。

【作用机制】白色片：在胃酸的作用下迅速崩解并形成微小的胶态物质，与溃疡面的蛋白质紧密结合形成致密、均匀的保护膜，防止胃酸、胃蛋白酶对溃疡面的侵蚀，并能促进内源性前列腺素的生成，促进上皮细胞的再生。从而加速溃疡组织的自身恢复。同时还有较强的杀灭幽门螺杆菌的作用。绿色片：对厌氧菌及幽门螺杆菌均有杀灭作用。黄色片：对幽门螺杆菌有较强的杀灭作用。

【禁忌证】严重肝、肾功能障碍患者及对本品成分过敏者、孕妇、哺乳期妇女禁用。

【不良反应】主要为轻度消化道反应（如口内金属味、恶心、呕吐、便秘、腹泻）、过敏反应（如皮疹、荨麻疹等）、中枢神经系统反应（如头晕、头痛、失眠、乏力）、深色尿，停药后可自行消失。

【注意事项】本品中白色片不可与牛奶、乙醇、碳酸类饮料同时服用，以免影响疗效；本品中绿色片与含乙醇饮料同服可引起腹部痉挛、面部潮红、呕吐；本品中黄色片能干扰卡马西平的血药浓度，增加后者作用，因此合用时应调整卡马西平剂量。

【患者用药指导】此药不宜长期服用，服用1~2周后即可停药。

枸橼酸铋雷尼替丁 RanitidineBismuthCitrate

【商品名或别名】瑞倍，Rebac。

【分类】治疗学：胃黏膜保护药。妊娠分类：X。

【指征和剂量】用于治疗胃、十二指肠溃疡，并可与抗生素合用于根除幽门螺杆菌，降低十二指肠溃疡的复发。口服：1片，bid，餐前或餐后服疗程不超过6周。与抗生素合用的剂量和疗程遵医嘱。

【制剂】片剂：每片400mg。

【作用机制】本品可抑制胃酸分泌，抑制胃蛋白酶，抑制幽门螺杆菌，保护胃黏膜。

【禁忌证】重度肾功能障碍患者及对本品成分过敏者、孕妇、哺乳期妇女、儿童禁用。

【不良反应】主要为皮肤瘙痒，罕见皮疹、粒细胞减少。偶有胃肠功能紊乱，如恶心、腹泻、腹部不适、胃痛、便秘、头痛、关节痛。可出现肝功能（ALT 和 AST）异常，停药后自然恢复。

【注意事项】本品不宜长期大剂量使用；用药期间可见粪便变黑、舌发黑，属正常现象，停药后即消失。本品与抗生素合用，未根除幽门螺杆菌者，应考虑幽门螺杆菌对所用之抗生素耐药，需更换抗生素。有急性卟啉病史或肌酐清除率<25mL/min 者，不能采用本品与克拉霉素联合治疗方案。

【患者用药指导】此药不宜长期服用，疗程不宜超过 6 周，或遵医嘱。与抗生素合用的剂量和疗程遵医嘱。

胶体酒石酸铋 CollidalBismuthTartrate

【商品名或别名】比特诺尔，Bitnal。

【分类】治疗学：胃黏膜保护药。妊娠分类：X。

【指征和剂量】慢性结肠炎、溃疡性结肠炎、肠易激综合征，肠功能紊乱、消化性溃疡和慢性胃炎。

口服：3 粒，tid，餐前，4 周为 1 个疗程。

【制剂】胶囊：每粒 55mg。

【作用机制】本品能与受损胃黏膜、肠黏膜，特别是与结肠黏膜有特殊亲和力，能发挥抗毒、抑菌、保护、收敛、促进胃肠蠕动等作用；且具有杀灭幽门螺杆菌作用，有利于溃疡的愈合和炎症的消除；能缓解和消除非感染性结肠疾病的症状；能使溃疡性结肠炎溃疡减少，溃疡直径缩小，排便次数和稀便减少。

【禁忌证】肾功能障碍患者及孕妇禁用。

【不良反应】偶可出现便秘。

【注意事项】服用本品期间，大便呈黑褐色，为正常现象。偶可出现便秘。

【患者用药指导】此药不宜长期服用，症状控制后可停药或遵医嘱。

替普瑞酮 Teprenone

【商品名或别名】施维舒，戊四烯酮，Selbex，Cerbex，Tetraprenylacetone。

【分类】治疗学：胃黏膜保护药。妊娠分类：X。

【指征和剂量】胃溃疡及胃炎急性发作。

口服：50mg，tid，饭后 30min 内服用。

【制剂】胶囊：每粒 50mg。颗粒剂：100mg/g。

【药动学】本品口服 5h 后血药浓度达峰值，以后逐渐减少。10h 后再次达到最大值，呈双相性。溃疡患者饭前 30min 或饭后 30min 口服 150mg 的血药浓度曲线下面积 AUC 比空腹服用时大 30~45 倍。药物分布在肝脏、消化道、肾上腺、肾脏、胰腺等脏器中的浓度均比血中浓度高，胃内尤其是溃疡部位的平均药物浓度较其周围组织高 10 倍。服药后 4d 内 22.7% 随尿、29.3% 随粪便排泄，3d 内

27.7%在呼气中排出。

【作用机制】本品是一种树木香气和树汁中含有的萜类物质，具有组织修复作用，能促进胃黏膜及黏质层中主要的黏膜修复因子，即高分子糖蛋白的合成，提高黏液中磷脂质浓度，增强黏液的防御功能，促进黏膜血流量的增加和上皮细胞的再生，同时也可通过增加内源性前列腺素的生成，而发挥其对胃黏膜的保护作用。

【禁忌证】肾功能障碍患者及孕妇禁用。小儿慎用。

【不良反应】本品不良反应较轻（2.22%），偶见有便秘，腹胀，食欲不振，嗳气，丙氨酸转氨酶（ALT）和天冬氨酸转氨酶（AST）轻度升高，其他偶见有头痛、皮疹，总胆固醇升高。停药后自行消失。

【患者用药指导】此药不宜长期服用，症状控制后可停药或遵医嘱。

米索前列醇 Misoprostol

【商品名或别名】喜克溃，米索普特，Cytotec。

【分类】化学：前列腺素 E 的衍生物。治疗学：抗溃疡药，抑制胃酸分泌药。妊娠分类：X。

【指征和剂量】十二指肠溃疡、胃溃疡；还可预防、治疗非甾体类抗炎药引起的消化性溃疡。

口服：治疗胃、十二指肠溃疡：200μg，qid，饭后、睡前服，连服 4~8 周。预防非甾体类抗炎药引起的溃疡：早晚各 200μg，饭后服。

【制剂】片剂：每片 0.2mg。

【药动学】本品口服吸收迅速，30~60min 达血药浓度峰值。迅速转变成游离酸和相应的代谢物，代谢为双相消除作用，快速 $t_{1/2}$ 约为 1.5h，慢速为 157h。75%从尿中排出，15%从粪便排出。8h 内尿中排出约 56%。本品是由脂肪酸氧化酶系统所代谢，此种系统仅存在于肝肾，因此会干扰正常或肝功能不正常的患者对其他药物的代谢。

【作用机制】本品为合成的前列腺素 E 衍生物。对组胺、五肽促胃液素或食物引起的胃酸分泌、胃蛋白酶分泌具有抑制作用。能抑制基础胃酸分泌，增强黏膜保护作用，通过刺激黏液分泌，保护胃黏膜；刺激十二指肠碳酸氢盐分泌，协助中和胃酸；促进黏膜血流，加速溃疡愈合。

【禁忌证】孕妇、哺乳期妇女及对前列腺素过敏者禁用，有脑血管或冠状动脉疾病的患者应慎用。低血压者服用本品可能使病情恶化，因前列腺素 E 有使外周血管扩张产生低血压的情况。

【不良反应】主要有腹泻，恶心，头晕，眩晕和腹部不适，痛经，月经紊乱，与剂量有关，治疗时其发生率约 13%，一般为轻度，且能自愈。偶见白细胞增多，红细胞减少，天冬氨酸转氨酶（AST）、丙氨酸转氨酶（ALT）上升等肝功能异常。

【注意事项】虽然本品在治疗剂量下并不导致低血压，但有脑血管或冠状动脉疾病的患者应慎用。

【患者用药指导】此药不宜长期服用，症状控制后可停药或遵医嘱。

恩前列素 Enprostil

【商品名或别名】苯氧前列素，Gardrin。

【分类】化学：前列腺素 E 的衍生物。治疗学：抗溃疡药，抑制胃酸分泌药。妊娠分类：X。

【指征和剂量】消化性溃疡、反流性食管炎，尤其适用于预防和治疗非甾体类消炎镇痛药（NSAIDs）引起的消化道黏膜损伤和溃疡。

口服：35μg，bid，早饭前及睡前服用。疗程 4~8 周。

【制剂】胶囊：每粒 35μg。

【药动学】本品口服吸收迅速，口服后 0.5~1h 达血药峰浓度。其血药浓度和时间曲线呈双相，初始及终末消除半衰期分布为 1.75h 和 34.3h。服药后 48h 随尿排出原型药 53%，14h 随粪便排出 34%。

【作用机制】本品能促进上皮细胞分泌碳酸氢根离子，增强胃黏膜对胃酸的抵抗，还有抑制胃酸、胃蛋白酶原分泌和降低血清促胃液素的作用。单次口服本品 35μg 或 70μg，可使基础胃酸和由刺激引起的胃酸分泌减少 80%，作用时间持续达 7h 以上。此外还能增强结肠与子宫的收缩作用，降低血清脂蛋白及餐后血糖浓度。

【禁忌证】对本品过敏者、孕妇或有严重心脑血管疾病患者禁用。

【不良反应】常见有腹泻，偶见有恶心、腹痛、便秘和头痛等，一般均可耐受。少数反应严重者应停药。

【注意事项】虽然本品在治疗剂量下并不导致低血压，但有脑血管或冠状动脉疾病的患者应慎用。

【患者用药指导】此药不宜长期服用，症状控制后可停药或遵医嘱。

磷酸铝 AluminiumPhosphate

【商品名或别名】裕尔。

【分类】化学：前列腺素 E 的衍生物。治疗学：抗溃疡药，抑制胃酸分泌药。妊娠分类：X。

【指征和剂量】胃及十二指肠溃疡、胃炎、胃酸过多等。

口服：1~2 袋，tid 或 qid，以餐后 1h 服用为宜，或于症状发作时服。

【制剂】凝胶剂：每袋 20g（每袋含磷酸铝 2.5g）。

【作用机制】本品为经特殊技术制成凝胶状的磷酸铝，能促使活性成分的磷酸铝强有力地附着在胃黏膜表面，形成膜层，具有胃黏膜的覆盖保护作用，防止胃液刺激胃壁，因而能迅速解除胃痛。本品还能吸附内、外毒素。

【禁忌证】慢性肾功能衰竭患者禁用。

【相互作用】能减少或延迟呋塞米、四环素、地高辛、异烟肼及抗胆碱能药物的吸收，故必须与上述药物合用时给药间隔至少应为 2h。

【不良反应】可能会引起便秘，恶心，呕吐等，给予足量的水则可避免。大剂量可致小肠梗阻，长期服用可产生骨软化及小红细胞性贫血等。

【注意事项】使用前充分摇匀，加开水或冲牛奶服用；本品中铝不被吸收，不会引起痴呆等中枢神经系统病变；本品与其他药物配伍时，一般应间隔 2h。

【患者用药指导】此药不宜长期服用，症状控制后可停药或遵医嘱。

铝碳酸镁 Hydrotalcite

【商品名或别名】达喜，胃达喜，Talcid。

【分类】化学：镁盐制剂。治疗学：胃黏膜保护药。

【指征和剂量】用于治疗胆汁相关性疾病（如反流性胃炎、反流性食管炎等），急、慢性胃炎，功能性消化不良，与胃酸有关的胃痛、嗳气、反酸、烧心等胃部不适症状，也可用于胃、十二指肠溃疡的辅助和维持治疗，和抗非甾体抗炎药物引起的胃部损害。

口服：0.5~1.0g，tid 或症状出现时服。消化性溃疡：1g，qid，症状缓解后至少服 4 周。

【制剂】片剂：每片 0.5g。

【作用机制】本品为抗酸药，能迅速大量中和胃酸，可逆性地结合胃蛋白酶，使其失活，持续阻止胆酸和溶血卵磷脂对胃的损伤，增强胃黏膜保护因子的作用。还能促进溃疡愈合，保存胃液的杀菌活性，不刺激促胃液素的分泌和胃酸反跳性分泌。

【不良反应】长期服用可致软糊便。

【注意事项】本品无铝的吸收，长期服用无铝中毒的危险（便秘、骨质疏松、阿尔茨海默病等），虽有极微量镁的吸收，但不会引起高镁血症；因有可能影响其他药物吸收（摄取），因此不能同某些药物同时服用（如四环素、环丙沙星、氧氟沙星），至少应间隔 1~2h 服用。

【患者用药指导】此药不宜长期服用，症状控制后可停药或遵医嘱。

第七节　抗溃疡药

一、胃泌素受体拮抗剂

丙谷胺 Proglumide

【商品名或别名】二丙谷酰胺，蒙胃顿，苯谷胺，Milid，Promid，Gastridine。

【指征和剂量】用于消化性溃疡，对慢性胃炎也有一定的疗效。

口服：0.4g，tid 或 qid 饭前 15min 服用，连服 1~2 个月，根据病情决定服药期限。

【制剂】片剂：每片 0.2g。

【药动学】本品对人体无毒性，口服吸收迅速，生物利用度为 60%~70%。长期或大剂量服用，无蓄积作用。tm 为 2h，$t_{1/2}$ 约 3.3h。由消化道和肾脏排出。

【作用机制】本品结构中段与促胃液素结构相似，能竞争性阻断胃泌素受体，从而抑制胃液的过量分泌，但并不影响促胃液素的合成与转运，对正常胃液酸度无影响，对溃疡黏膜有促进修复作用。本品还具有拮抗胆囊收缩素受体作用，能促进胆汁分泌，治疗溃疡复发率低。

【禁忌证】对本品过敏者禁用。

【相互作用】与氢化可的松等皮质激素合用可减轻激素类药物的不良反应。

【不良反应】一般无不良反应，偶有大便干结或次数增多，自觉腹胀或食欲下降等，但均较轻，不影响治疗，偶见白细胞减少。

【患者用药指导】此药不宜长期服用，症状控制后可停药或遵医嘱。

二、胆碱受体阻滞剂

哌仑西平 Pirenzepine

【商品名或别名】哌吡氮平，吡疡平，哌吡酮，Bisvanil，Gastrozepine，Leblon，Ulcosan，Maghan。

【指征和剂量】用于消化性溃疡，也可用于急性胃黏膜损伤及胰源性溃疡综合征，尤其适用于胆碱型及迷走神经张力过高所致溃疡。但对反流性食管炎疗效较差。

口服：成人常用量：50~75mg，bid，应在早饭或晚饭前半小时空腹时服用。疗程4~8周。肌内注射或静脉注射10mg，bid，好转后改为口服。

【制剂】片剂：每片25mg或50mg。注射剂：每支10mg。

【药动学】本品亲水性强，口服吸收缓慢而不完全，口服后2~3h达血药峰浓度，生物利用度约26%，与食物同服吸收可减少10%~20%。肌内注射吸收良好，肌内注射后20min即可达血药峰值浓度，与静脉注射相同。本品在体内分布广泛，以胃肠道、肝、肾、胰、肺最高，但不能通过血-脑屏障。其蛋白质结合率为11%，消除半衰期为10~12h，在体内很少代谢，约90%以原型排出，主要从粪便（40%~48%）和尿（12%~50%）排出，给药后3~4d几乎全部排泄，未见有蓄积作用。

【作用机制】本品为选择性 M-受体拮抗剂，对 M_1-受体的亲和作用较 M_2-受体强40倍。尤其对胃壁细胞的 M-受体有较高的亲和力。其特点是在一般治疗剂量时即可抑制胃酸分泌，而对唾液分泌、心脏、胃肠道平滑肌、眼和脑组织的抗胆碱作用相对较弱。单次口服本品50mg和100mg，可使胃酸分别减少32%和41%。对基础胃酸分泌和五肽促胃液素刺激的胃酸分泌及胃蛋白酶也有抑制作用。

【禁忌证】孕妇及对本品过敏者、青光眼和前列腺增生者禁用。肝、肾功能不全者慎用。

【相互作用】乙醇、吗啡可减弱本品的作用；与 H_2-受体拮抗剂合用，可增强抑制胃酸的分泌作用，对治疗消化道溃疡的疗效更佳。

【不良反应】本品不良反应与剂量有关，剂量超过150mg/d时，可引起口干、便秘、腹泻、头痛、视力模糊，一般较轻，停药后可消失。

【注意事项】对超剂量而引起中毒者作对症治疗，无特殊解毒药。

【患者用药指导】此药不宜长期服用，症状控制后可停药或遵医嘱。

三、组胺受体拮抗剂

西咪替丁 Cimetidine

【商品名或别名】泰胃美，甲氰咪胍，Tagamet，Alramet。

【分类】化学：咪唑衍生物。治疗学：抗溃疡药，胃酸分泌抑制剂、H_2 受体拮抗剂。妊娠分类：B。

【指征和剂量】胃、十二指肠溃疡，反流性食管炎，卓-艾综合征及消化性溃疡，急性应激性溃疡，出血性胃炎所致的上消化道出血。

口服：200mg，qid，饭后及临睡前服，6~8 周为 1 个疗程。缓慢静脉注射或静脉滴注：qid，200~400mg，用生理盐水或 5% 葡萄糖注射液 20mL 稀释。静脉滴注时加入 10% 葡萄糖注射液 250mL 中，滴注 15~20min。

【制剂】片剂：每片 0.2g。注射剂：每支 0.2g/2mL。

【药动学】本品口服后 60%~70% 迅速由消化道吸收，在唾液腺、垂体、肝、肾中浓度较高，血浆蛋白结合率为 22.5%，30%~40% 的口服剂量是在肝脏代谢，正常人的 $t_{1/2}$ 2~3h，肾功能不全患者，t? 5h。肾功能正常者约 40% 的口服剂量和 75% 的注射剂量在 24h 内以原型物从尿中排出。

口服剂量 10% 从大便排出，也能从乳汁中排出。

【作用机制】本品为组胺 H_2 受体拮抗剂，无抗胆碱作用，对基础胃酸分泌和五肽促胃液素、组胺、食物等引起的胃酸分泌均有抑制作用。另外还能降低胃蛋白酶的分泌。

【禁忌证】孕妇和哺乳期妇女禁用。对药物有过敏史、肝肾功能不全者、高龄患者和儿童应慎用。严重心脏和呼吸系统疾病、系统性红斑狼疮、器质性脑病者应慎用。

【相互作用】本品可增加抗凝药的作用，并用时应测定凝血酶原时间；本品可延长苯二氮䓬衍生物的半衰期，并用时应慎重。与其他肝内代谢药配伍用时应慎重，如苯妥英、茶碱、咖啡因、氨茶碱等药物，可导致这些药物的血药浓度升高，毒性可能增强。

【不良反应】长期使用本品约有 25% 患者出现头痛，倦怠，腹泻（2%），肌肉痛（3%），皮肤潮红（1.9%），眩晕（1.7%）等，但这些症状均较轻；偶见血清催乳素升高，乳房女性化及 ALT、AST 上升；偶见皮疹等过敏症状；肾功能不全者还有一过性血清肌酐浓度上升；静脉注射后可有心跳缓慢、加快或心律不齐等。

【注意事项】动物实验和临床均有应用本品导致急性胰腺炎的报道，故不宜用于急性胰腺炎患者。本品可以引起急性间质性肾炎，用药期间应注意检查肾功能。

【患者用药指导】完成治疗后尚需继续服药 3 个月。突然停药可引起反跳性的高酸度反应致慢性消化性溃疡穿孔。

雷尼替丁 Ranitidine

【商品名或别名】甲硝呋胍，呋喃硝胺，呋硫硝胺，胃安太定，善胃得，瑞宁，Zantac，Rannine，Sosotril，Ranidil，拉第克，Ratic。

【分类】化学：噻唑衍生物。治疗学：抗溃疡药，胃酸分泌抑制剂。妊娠分类：B。

【指征和剂量】十二指肠溃疡、胃溃疡、上消化道出血、反流性食管炎，卓-艾综合征及预防应激性溃疡引起的消化道出血。

①口服：150mg，bid，清晨和临睡前服用，4~8 周为 1 个疗程。治疗卓-艾综合征，150mg，tid，必要时剂量可增至 900mg/d。②静脉注射：50mg，q8~12h，用生理盐水或葡萄糖注射液 20mL 稀释，2~3min 注射完毕。③静脉滴注：50mg，q8~12h，用 5%、10% 葡萄糖或生理盐水 250~500mL 稀释，2~3h 滴完。④肌内注射：50mg，q8~12h。

【制剂】片剂：每片 150mg。胶囊：每粒 150mg。注射剂：每支 50mg/2mL。

【药动学】本品口服后吸收迅速，1~3h 达到峰值，2~4h 血药浓度有第二次吸收峰值，表明与胆汁内排泄入肠后再吸收有关。生物利用度为 39%~88%，体内分布较广泛，脑脊液中含量相当于血浆含量的 6%~17%，而乳汁中浓度高出血浆 6.8~23.8 倍。血浆蛋白结合率为 15%，$t_{1/2}$ 口服为 3h，静脉注射为 2h。口服后 24~48h 尿中排泄率约 30%，其中 60%~70% 为原型，其他以 N-氧化物甲基代谢物和 S-氧化物的形式。部分雷尼替丁由胆汁进入胆道，随粪便排出。

【作用机制】本品为组胺 H_2 受体拮抗剂，无抗胆碱作用，对基础胃酸分泌和五肽促胃液素、组胺等引起的胃酸分泌均有抑制作用。另外还能降低胃蛋白酶的活性和分泌。

【禁忌证】孕妇和哺乳期妇女不宜使用，8 岁以下儿童禁用。禁用于重度肾功能不全的患者。对有过敏史、肝肾功能不全者慎用。

【相互作用】本品与华法林、利多卡因、地西泮、普萘洛尔及安替比林等经肝代谢药物配伍使用时，雷尼替丁的血药浓度会升高而出现不良反应；与抗凝药或抗癫痫药配伍使用时，要比西咪替丁安全。

【不良反应】长期应用本品约有 25% 患者出现头痛、倦怠、腹泻（2%）、肌肉痛（3%）、皮肤潮红（1.9%）、眩晕（1.7%）等，但这些症状均较轻；偶见血清催乳素升高，乳房女性化及丙氨酸转氨酶（ALT）、天冬氨酸转氨酶（AST）上升；偶见皮疹等过敏症状；肾功能不全者还有一过性血清肌酐浓度上升；静脉注射后可有心跳缓慢、加快或心律不齐等；长期服用可致维生素 B_6 缺乏。

【注意事项】对轻、中度肾功能不全者无需调整剂量。

【患者用药指导】此药不宜长期服用，症状控制后可停药或遵医嘱。

法莫替丁 Famotidine

【商品名或别名】高舒达，保胃健，信法丁，甲磺噻脒，Gaster，Pepciedine。

【分类】化学：噻唑衍生物。治疗学：抗溃疡药，胃酸分泌抑制剂。妊娠分类：B。

【指征和剂量】用于消化性溃疡（胃、十二指肠溃疡）、吻合口溃疡，反流性食管炎，应激性溃疡、急性胃黏膜出血，促胃液素瘤等。口服：20mg，bid，早餐后、晚餐后或临睡前，也可 40mg，qn，4~6 周为 1 个疗程。溃疡愈合后的维持量减半，肾功能不全者应调整剂量。缓慢静脉注射或静脉滴注 20mg，bid，溶于生理盐水或葡萄糖注射液 20mL 中，通常 1 周内起效后，可改为口服给药。

【制剂】片剂：每片 20mg。胶囊：每粒 20mg。注射剂：每支 200mg/2mL。

【药动学】本品口服后 2~3h 血药浓度达峰值，$t_{1/2}$ 3.3h，片剂的生物利用度为 43%，低于雷尼替丁和西咪替丁，血浆蛋白结合率为 19.3%，尿中以其原型和 S-氧化物出现。S-氧化物所占比例：口服时为 8.5%~17.5%，静脉给药时占 8.0%，肌内给药时 7.7%。给药后 24h 内原型药物的排泄率，口服为 35%~44%，静脉注射为 58%~96%，肌内注射为 71%~90%，肾功能不良者，尿中排泄率会随肾功能的下降而减少。

【作用机制】本品拮抗胃黏膜壁细胞的组胺 H_2 受体，而显示强大持久的胃酸分泌抑制作用。在作用强度及持续时间方面均比西咪替丁和雷尼替丁有显著优势。本品的安全范围广，无抗雄激素及抑制药物代谢酶的作用。

【禁忌证】对药物有过敏史、高龄患者、孕妇及小儿慎用。

【不良反应】①过敏：偶见皮疹、荨麻疹、红斑等，应停药。②消化系统：出现便秘、腹泻，便软，口渴，恶心，呕吐，罕见腹部胀满感食欲不振等症状。③血液：有时白细胞减少。④循环系统：少数出现脉率增加，血压升高，面部潮红、耳鸣等。⑤肝脏：偶见丙氨酸转氨酶（ALT）、天冬氨酸转氨酶（AST）上升。⑥精神神经系统：偶见全身倦怠、无力，罕见头重感、头痛。⑦其他：罕见月经不调、颜面水肿。还有引起催乳素过多的报道，停药后可消失。

【注意事项】肝肾功能不全者应调整剂量。哺乳期妇女使用时应停止授乳。本品会掩盖恶性肿瘤的症状，应确诊后再用药，使用过程中应注意检查血常规、肝功能、肾功能。

【患者用药指导】此药不宜长期服用。

尼扎替丁 Nizatidine

【商品名或别名】爱希，Axid，Gastrax，Calmarid。

【分类】化学：乙烯二胺衍生物。治疗学：抗溃疡药。妊娠分类：B。

【指征和剂量】用于胃、十二指肠溃疡，以及十二指肠溃疡复发的预防及维持治疗。

口服：300mg，qn，或 150mg，bid；预防用药时，150mg，qn。

【制剂】胶囊：每粒 150mg、300mg

【药动学】本品口服给药能迅速、完全吸收，t 为 $1\sim3h$，生物利用度大于 90%，$t_{1/2}$ 为 1.3h，清除率 CL 为 46L/h，表观分布容积 Vd1.2L/kg。口服剂量的 90% 以上在 16h 内经尿排出，其中以原型排出达 65%，6% 为 N2-氧化物，8% 为 N2-单去甲基化物。唾液中浓度为血浆的 1/3，并与血浆中药物浓度呈平行关系。肾功能损伤时代谢和排泄减慢，肾功能严重损伤者 $t_{1/2}$ 为 $5.8\sim8.5h$，在相同剂量下，老年人 AUC 比年轻人增加 25%。

【作用机制】本品为一新型强效 H_2 受体拮抗剂，作用于胃酸分泌细胞，阻断胃酸形成并使基础胃酸降低，亦可抑制食品和化学刺激所致的胃酸分泌。对心血管、中枢神经系统及内分泌系统无明显不良影响，亦不影响肝脏细胞 P450 氧化酶活性，其作用强度类似雷尼替丁，优于西咪替丁。

【禁忌证】对本品过敏者禁用，对其他 H_2 受体拮抗剂过敏者慎用。

【不良反应】偶见皮疹、瘙痒等过敏现象；偶见便秘，腹泻，口渴，恶心，呕吐等；偶有头晕、头痛、失眠、多梦；偶见鼻炎、咽炎、鼻窦炎、咳嗽增多以及虚弱、胸背痛、多汗。

【注意事项】肾功能不全者应减量，妊娠妇女、小儿的安全性尚未明确，必须使用时应谨慎。哺乳期用药应停止授乳。本品可掩盖胃癌症状，诊断未明确不宜用药。

【患者用药指导】此药不宜长期服用。

乙酰罗沙替丁 RoxatidineAcetate

【商品名或别名】哌芳替定，哌芳酯定，Altat。

【分类】治疗学：抗溃疡药物。

【指征和剂量】胃、十二指肠溃疡，吻合口溃疡、卓-艾综合征，反流性食管炎。

口服：成人 75mg，bid，早餐后及睡前服，6~8 周为 1 个疗程。预防溃疡复发的维持治疗 75mg，qd。

【制剂】胶囊：每粒 75mg。

【药动学】本品口服后可迅速和几乎完全被吸收（>95%），通过小肠、血浆和肝脏的脂化作用，迅速地转换成有活性的脱乙酰代谢物罗沙替丁。tm 约 3h，$t_{1/2}$ 为 4h，肾功能障碍患者口服本品其 $t_{1/2}$ 延长。单剂量口服后 Vd3.2~1.7L/kg，体外本品对人的血浆蛋白结合率为 6%~7%。本品主要在血浆和尿中代谢，主要代谢产物是罗沙替丁。从尿中回收总的放射性活性物质大约 96%，而罗沙替丁占其中的 55%，粪便中代谢的活性物质不到 1%。$t_{1/2}$4~8h，CL 为 21~24L/h。能向乳汁移行。

【作用机制】本品早期代谢物罗沙替丁是有效、有选择性和竞争性的组胺 H_2 受体拮抗剂，其抗分泌效力大约是西咪替丁的 3~6 倍，雷尼替丁的 2 倍。本品具有显著且剂量依赖性的抑制夜间胃酸分泌和五肽促胃液素刺激的胃酸分泌作用。可减少消化性溃疡疾病患者胃蛋白酶总量，而对血清中胃蛋白酶原 I 和促胃液素水平没有明显的影响。无抗雄激素活性，对肝的混合功能氧化酶系统没有显著影响。

【不良反应】不良反应总的发生率约为 1.7%，偶见皮疹、瘙痒症、嗜酸性细胞增多、白细胞减少、便秘、腹泻、恶心、呕吐、吞咽困难等。罕见失眠、头痛、眩晕、丙氨酸转氨酶（ALT）、天冬氨酸转氨酶（AST）上升、血压升高。

【注意事项】对本品过敏者及肝、肾功能不全的患者慎用。对孕妇及儿童的安全性尚未确立，哺乳妇女服药时应避免授乳。

【患者用药指导】此药不宜长期服用，使用本品应注意检查肝肾功能和血象。

参考文献

[1]　张为烈，王青山，尤兆雄 . 患者安全和合理用药 ［M］. 北京：人民军医
出版社，2012.

[2]　胡明礼 . 药物经济学在医院药学中的应用 ［J］. 现代医药卫生，2007，
23（3）：426.

[3]　宿凌 . 药事管理与法规 ［M］. 北京：中国医药科技出版社，2012.

[4]　葛建国 . 临床不合理用药实例评析 ［M］. 北京：人民军医出版
社，2011.